中国医学临床百家·病例精解

山西医科大学第二医院

关节及运动医学疾病

病例精解

总 主 编　李　保　赵长青
主　　编　张志强　焦　强
副 主 编　石俊俊　尹　崑
编　　委　（以姓氏笔画为序）
　　　　　王　涛　王小虎　王智勇　李春江　张国豪

U0301908

科学技术文献出版社
SCIENTIFIC AND TECHNICAL DOCUMENTATION PRESS
·北京·

图书在版编目（CIP）数据

山西医科大学第二医院关节及运动医学疾病病例精解 / 张志强，焦强主编. —北京：科学技术文献出版社，2021.4

ISBN 978-7-5189-7610-2

Ⅰ.①山…　Ⅱ.①张…②焦…　Ⅲ.①关节疾病—病案—分析　Ⅳ.① R684

中国版本图书馆 CIP 数据核字（2020）第 268170 号

山西医科大学第二医院关节及运动医学疾病病例精解

策划编辑：胡　丹　　责任编辑：胡　丹　　责任校对：张永霞　　责任出版：张志平

出　版　者	科学技术文献出版社
地　　　址	北京市复兴路15号　　邮编 100038
编　务　部	（010）58882938，58882087（传真）
发　行　部	（010）58882868，58882870（传真）
邮　购　部	（010）58882873
官方网址	www.stdp.com.cn
发　行　者	科学技术文献出版社发行　全国各地新华书店经销
印　刷　者	北京地大彩印有限公司
版　　　次	2021 年 4 月第 1 版　2021 年 4 月第 1 次印刷
开　　　本	787×1092　1/16
字　　　数	87 千
印　　　张	8
书　　　号	ISBN 978-7-5189-7610-2
定　　　价	78.00元

序

　　医疗技术的突飞猛进和交叉融合给健康带来了福音，大数据和人工智能的开发利用把医疗技术推向一个以往难以企及，但如今却可能成为现实的时代。随着这些新理念、新技术的落地，医疗健康日益受到人们的重视。毋庸置疑，所有这些技术都是借助医务人员的智慧与汗水，通过一个个具体的案例完成的。如果能把这些案例加以归类、总结、提炼和升华，那么这些案例将不再仅仅是存在于医院病案室的档案，而是可以借助出版平台进一步传播，让更多的临床医师快速掌握疾病的诊疗思路、提高诊疗水平的阶梯。如此，原本局限于某家医院某个科室的一个案例，完全有可能通过多层次大范围的链接，延伸为可供临床借鉴和参考的范例，最大限度地发挥其示范效应，最终使患者获得最大的受益，即临床治疗的效果。这一实践也正好符合分级诊疗和医疗资源下沉的顶层设计。

　　随着诊疗技术的发展和对疾病诊疗精准化的要求越来越高，专业的划分也越来越细，因此一本书中难以包罗万象。我们以丛书的形式，将临床多个学科的案例进行分门别类的梳理，以便最大限度地展示相关学科精彩纷呈的工作。阅读这套丛书，读者会从另一个侧面感受到医务人员鲜为人知的故事，如为了开展一项新技术，如何呕心沥血，千里迢迢甚至远涉重洋，学习交流取经；为了治疗一种复杂疾病，如何组织多学科协作公关等。有时风平浪静，有时惊涛骇浪，无论遇到什么情况，作为实施医疗工作的一线人员，总是犹如千里走单骑，又犹如弹奏钢琴曲，可谓剑胆琴心。

这套丛书的一个亮点是按照病历摘要、病例分析和病例点评的编排体系，把每个病例按照临床实践中三级医师负责制的实际工作场景真实地予以再现，从中可以看到专业理论、医疗技术、临床思维有机结合的精彩画面。这样编排的好处是有利于临床医师和有一定文化背景的非专业人士，对某一疾病透过现象看本质，从疾病的主诉入手，利用现有的和可以进一步检查得到的资料，由浅入深，由此及彼，最终获得规律性的素材，据此抽丝剥茧，通过逻辑推断，获得正确的认识和结论，即临床诊断；接下来进行相关的个性化治疗，为广大患者造福。可以毫不夸张地讲，疾病诊断和治疗的过程有时候丝毫不亚于福尔摩斯对复杂案例的侦探和破解。

值此山西医科大学第二医院百年华诞之际，我们策划出版《山西医科大学第二医院病例精解》系列丛书，通过病例这个媒介，记录下我们医院百年来各科室的优秀学术思想和成果。如果把一个个的案例比作鲜花丛中的一朵朵蓓蕾的话，那么该系列丛书必将喷薄出醉人的芳香，将为实现人人健康、全民健康、全程健康的顶层设计做出贡献。

李保 书

二〇一九年一月十九日

前　言

　　20世纪80年代，山西医科大学第二医院骨科在国内较早地开展了人工髋关节、膝关节置换及关节镜的微创手术，积累了大量的临床经验。本书是山西医科大学第二医院关节与运动医学科从日常众多病例中精心挑选的31个临床病例，涵盖髋关节、膝关节初次置换与翻修，膝关节、肩关节镜常见手术等。每个病例都具有一定代表性，从患者查体、常规检查到诊断、治疗，详细地描述了围手术期如何进行术前准备、制定手术计划及术后康复指导，既有基础理论，又有作者的经验总结，希望每位读者都能从中受益。

　　本书图文并茂，实用性高，可供医学院医学生和骨科医师参考。同时我们也会继续在临床实践中不断总结进步，希望能得到各位专家、同道的批评指正。

张志强

目　录

第一章　关节疾病

第一节　髋关节 ··· 2

001　双侧股骨头坏死 1 例 ·································· 2

002　戈谢病合并双侧股骨头坏死 1 例 ················ 6

003　髋臼骨折术后股骨头坏死 1 例 ····················· 11

004　发育性髋关节发育不良（Crowe Ⅱ型）1 例 ·········· 15

005　发育性髋关节发育不良（Crowe Ⅳ型）1 例 ········· 18

006　髋关节置换术后脱位 1 例 ····························· 21

007　髋关节置换术后假体周围骨折 1 例 ················ 25

008　髋关节置换术后假体松动 1 例 ····················· 28

009　人工股骨头置换术后假体周围骨溶解 1 例 ·········· 32

第二节　膝关节 ··· 37

010　膝骨关节炎合并严重膝内翻 1 例 ·················· 37

011　类风湿关节炎合并双膝外翻 1 例 ·················· 41

012　膝关节置换术后假体松动 1 例 ····················· 45

013　膝关节置换术后假体周围感染 1 例 ················ 49

014　膝关节置换术后膝关节僵直 1 例 ·················· 53

015　膝关节置换术后膝关节假体松动 1 例 ·············· 57

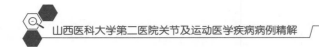

第二章　运动医学疾病

第一节　膝关节 ·· 62

016　外侧半月板损伤 1 例 ·· 62

017　内侧半月板损伤 1 例 ·· 67

018　盘状半月板损伤 1 例 ·· 70

019　前交叉韧带损伤 1 例 ·· 73

020　后交叉韧带损伤 1 例 ·· 79

021　内侧副韧带损伤 1 例 ·· 84

022　前交叉韧带重建术后翻修 1 例 ······························ 88

023　多韧带损伤 1 例 ·· 91

024　多韧带损伤（LARS 韧带重建）1 例 ······················· 95

025　膝关节游离体 1 例 ·· 99

026　复发性髌骨脱位 1 例 ··· 102

027　复发性髌骨脱位合并骨软骨损伤 1 例 ······················ 106

第二节　肩关节 ··· 109

028　肩袖损伤 1 例 ··· 109

029　复发性肩关节脱位行关节囊修补术 1 例 ··················· 113

030　复发性肩关节脱位行 Lartarjet 手术 1 例 ·················· 116

031　冈上肌钙化性肌腱炎 1 例 ···································· 119

第一章
关节疾病

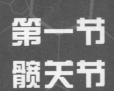

第一节
髋关节

001 双侧股骨头坏死 1 例

病历摘要

患者,男性,45岁。双髋关节疼痛3年,加重伴活动受限半年。

[现病史] 患者3年前出现行走后双髋疼痛,在当地医院行X线检查示双侧股骨头坏死（图1-1）,给予保守治疗。近半年双髋疼痛加重,影响行走。

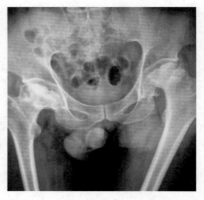

图1-1 X线检查示双侧股骨头坏死

[个人史]　饮酒史 10 余年, 约半斤/日。

[入院诊断]　双侧股骨头坏死。

[入院查体]　双髋内收畸形（图 1-2），外展及旋转受限, 左下肢较对侧短缩 2 cm, 双下肢肌力 V 级。

[治疗与转归]　完善检查后于腰麻下行双侧全髋关节置换术。术后第 1 天开始下床扶拐活动, 术后第 4 天出院, 恢复良好（图 1-3）。术后 1 个月复查, 步态正常（图 1-4）。

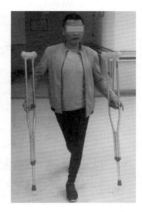

图 1-2　术前患者双髋内收畸形, 无法正常行走

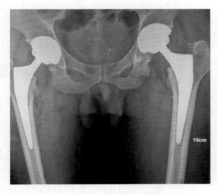

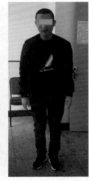
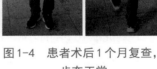

图 1-3　术后 X 线检查示假体位置良好　　图 1-4　患者术后 1 个月复查, 步态正常

病例分析

股骨头坏死是临床上常见的一种髋关节疾病, 依据病因可分为创伤性和非创伤性两大类。非创伤性股骨头坏死在我国的主要病因为皮质类固醇类药物应用、长期饮酒过量、减压病、血红蛋白病（镰状细胞贫血）、自身免疫病和特发性骨坏死等。其中, 酗酒和激素应用是最常见的病因, 常导致双侧发病。本例患者既

往有酗酒史，结合 X 线检查可明确诊断。

本例患者股骨头塌陷明显，疼痛剧烈，双侧髋关节畸形严重，影响患者活动，故治疗选择全髋关节置换。考虑分期单侧置换后无法早期活动锻炼，术前检查示患者一般情况良好，故手术选择一期双侧全髋关节置换。假体选择陶对陶界面非骨水泥全髋关节。

目前，加速康复已在关节外科广泛开展，有效地促进了患者的术后康复，减少了手术并发症，提高了患者的满意度。我科对所有初次进行关节置换及翻修的患者，会根据个体具体情况制定相应的个体化策略，主要措施包括：①术前做好医患沟通，了解患者的一般情况、活动期望等；指导患者功能锻炼（术前、术后）；帮助患者了解手术的疗程、目的及并发症等；②保证患者的营养，鼓励患者进食高蛋白食物，纠正术前的低蛋白血症；③麻醉前禁食时间缩短，注意术前补液，术后尽早进饮；④术中注重微创操作；⑤使用氨甲环酸（切皮前静脉滴入 2 g 氨甲环酸，术后 3 小时、6 小时静脉滴入 1 g 氨甲环酸）；⑥术后规范应用利伐沙班抗凝；⑦多模式镇痛；⑧术前不留置尿管，术后不留置引流管；⑨注意预防恶心、呕吐，术中及术后第 1 天使用地塞米松（10 mg）；⑩及早开始康复锻炼。

📋 病例点评

在我国，因酗酒和激素应用导致的股骨头坏死的患者越来越多。这类患者年龄较小，而且往往是双侧发病，严重影响了生活和工作。临床治疗上，对于早期发现的股骨头坏死患者，可采取保护性负重、理疗、药物等治疗方法。当保守治疗无效时，多

数患者需要手术治疗。外科治疗可根据国际骨微循环研究协会
（Association Research Circulation Osseous，ARCO）分期系统选
择不同的手术方式，如 ARCO 0 ～ Ⅲ 期可选择髓心减压、钽棒
植入、带血运自体骨移植等。本例患者双侧股骨头坏死塌陷严重
（ARCO Ⅲ C），虽然髋臼受累不明显，但患者疼痛剧烈，而且
双髋内收畸形，严重影响功能，故选择全髋关节置换。对于双侧
股骨头坏死患者，如患者一般情况良好，手术条件允许，手术可
考虑一期双侧全髋关节置换，这样可促进患者早期康复，同时也
可减少住院费用。术中应注意患者髋关节内收畸形，切忌暴力脱位，
先将周围软组织松解，再试行脱位。若还存在脱位困难，可先行
股骨颈截骨。围手术期采用加速康复外科管理措施，大大缩短了
患者的住院时间，减少了并发症的发生，提高了患者的满意度。

002　戈谢病合并双侧股骨头坏死 1 例

病历摘要

患者，男性，33 岁。双髋疼痛 5 余年。

[现病史]　患者 5 年前出现活动后双髋疼痛，未进行正规治疗，自服药物治疗（具体不详），症状有所好转。后疼痛逐渐加重，保守治疗无效，就诊于我院。

[既往史]　2001 年被诊断为"戈谢病"，因"脾功能亢进"行脾切除术。癫痫病史 10 余年。

[入院查体]　左髋关节前方压痛（＋），"4"字试验（＋），关节活动度：屈 90°、伸 10°、内旋 5°、外旋 5°、内收 15°、外展 20°；右髋关节前方压痛（＋），关节活动度：屈 80°、伸 10°、内旋 5°、外旋 10°、内收 10°、外展 10°。骨密度检查示骨量正常。

[术前化验]　白细胞（white blood cell，WBC）14.36×10^9/L，红细胞（red blood cell，RBC）4.02×10^{12}/L，血小板（platelet，PLT）377×10^9/L，红细胞沉降率（erythrocyte sedimentation rate，ESR）10 mm/h，C- 反应蛋白（C-reactive protein，CRP）14.8 ng/L，凝血酶原时间测定 15.4 秒，国际正常化比值 1.11。

[初步诊断]　行 X 线检查（图 2-1），结合既往病史，考虑诊断：戈谢病，双侧股骨头坏死。

[治疗与转归]　于全身麻醉下先行右侧全髋人工关节置换术，患者术后病情平稳。10 日后在全身麻醉下再行左侧全髋人工关节置换术。术中从股骨近端髓腔内刮出大量黄褐色脂肪样组织，送

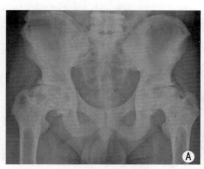

A：双侧股骨头塌陷、变形　　B：箭头指示双侧股骨中上段髓腔病变

图 2-1　术前 X 线检查

病检。髋臼侧有少量囊性变，给予刮除。正常锉臼，安置非骨水泥髋臼，陶瓷内衬。股骨侧安置普通非骨水泥股骨柄，术中检查即刻稳定性良好，安置陶瓷股骨头。术前、术后使用氨甲环酸，有效地控制了 2 次手术中出血量。术后观察伤口无肿胀、渗血，及时给予利伐沙班 10 mg 口服预防血栓。止痛方面采用多模式镇痛，保证患者可早期下床活动。患者 2 次手术均顺利完成，均术后第 1 天扶拐下床活动，锻炼项目和强度同普通髋关节置换术后患者。术后病情平稳，X 线检查示假体位置良好（图 2-2）。术后病理检查示脂质贮积病。术后 1.5 年随访，X 线检查示假体固定良好（图 2-3），双髋无疼痛，功能良好（图 2-4）。

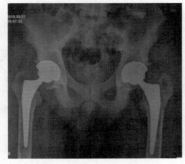

图 2-2　术后 X 线检查示假
体位置良好

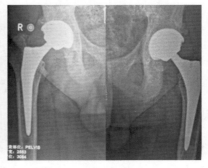

图 2-3　术后 1.5 年 X 线检查
示假体位置良好

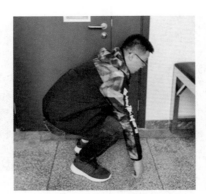

图 2-4　术后 1.5 年患者双髋功能良好

病例分析

戈谢病（Gaucher disease，GD）是一种较常见的溶酶体贮积病，为常染色体隐性遗传病，又称葡萄糖脑苷脂沉积病。其是由于患者巨噬细胞内缺乏溶酶体葡萄糖脑苷脂酶（glucocerebrosidase，GBA），致使葡萄糖脑苷脂在网状内皮系统的巨噬细胞溶酶体内大量聚积，形成"戈谢细胞"，从而引起以显著肝脾肿大、贫血、骨质疏松及神经系统症状为特征的疾病。人群中戈谢病发病率极低，文献报道约为 1/100 000。

戈谢病根据中枢神经是否受累，临床上分为 3 型。Ⅰ型（非神经型）为最常见类型，主要是内脏和骨骼受累，无神经系统症状；各个年龄段均可发病，症状轻重差异较大。脏器主要表现为肝脾肿大，脾功能亢进，肝功能异常，淋巴肿大；骨和关节受累，出现疼痛、骨梗死、病理性骨折、关节受损等；部分患者出现肺部受累，表现为间质性肺炎、肺实变、肺动脉高压等。血液学检查表现为血小板减少、贫血。Ⅱ型（急性神经病变型）除与Ⅰ型有相似的症状和体征外，主要表现为急性神经系统症状，常发病

笔记

于婴儿期，进展快，病死率高，通常在 2 ～ 4 岁死亡。Ⅲ型（慢性或亚急性神经病变型）早期表现与Ⅰ型相似，逐渐出现神经系统症状，病程进展较慢，寿命较长。

本例患者根据既往病史及关节病变，可诊断为戈谢病导致的双侧股骨头坏死，同时合并有癫痫，考虑为Ⅲ型。骨骼受累后产生的疼痛是患者选择手术的最主要原因。本例患者是病变导致双侧股骨头坏死，而且疼痛严重，这是全髋关节置换的适应证。

戈谢病在我国大多为个案报道。早期国外报道中戈谢病导致股骨头坏死行全髋关节置换的并发症较多，如假体松动、围手术期失血较多、感染等。手术失败可能与戈谢细胞浸润股骨皮质导致的骨量减少有关。本例患者术前骨密度检查近端骨量正常，因此手术选择非骨水泥全髋关节置换。术前请多学科会诊，麻醉方式选择全麻，方便术中监测，血液科会诊，排除手术禁忌。为避免出血过多，手术选择分期置换。

病例点评

戈谢病作为一种较为罕见的疾病，临床上容易造成延误诊断。国外有学者报道过 9 例戈谢病患者（12 侧髋）行全髋关节置换治疗，其中 5 例手术前没有确诊。关于该病的诊断，除可参考病史及临床表现外，葡萄糖脑苷脂酶活性检测、骨髓形态学检测、基因检测等也有助于诊断。入院后应对患者的化验检查仔细分析，结合既往史做出诊断。

戈谢病是一种脂质代谢疾病，其导致股骨头坏死的特点是股骨髓腔由于戈谢细胞浸润而增宽。早期研究者大多建议对这类患者行骨水泥型全髋关节置换，主要是担忧戈谢细胞浸润到假体和骨界面之间，会造成松动。但最近国外研究报道，戈谢病患者髋关节置换选择非骨水泥型"陶对陶"全髋关节效果优于"金对金"和"金对聚"关节。本例患者由于股骨髓腔近端皮质骨量良好，且年龄较小，因此选择非骨水泥型假体，股骨侧假体选择近端固定型，术中发现假体即刻稳定性良好。术后要注意定期复查患者血液指标，警惕血红蛋白和血小板的变化，而且要密切随访，观察假体的远期稳定效果。

手术时机尽量选择在疾病静止期手术，推荐围手术期采用加速康复的管理策略，如使用氨甲环酸、多模式镇痛、规范抗凝、早期下地活动等。另外戈谢病的特异性治疗方法——酶替代治疗在髋关节置换围手术期的作用尚有争议。有学者报道行全髋关节置换治疗时，使用和不使用酶替代治疗的两组患者假体生存率无显著差别，但使用酶替代治疗可显著减少围手术期并发症，可酌情考虑。

003 髋臼骨折术后股骨头坏死 1 例

病历摘要

患者，男性，54 岁。左髋疼痛 4 个月，加重 1 个月。

[现病史] 患者 1 年前因外伤导致左髋臼骨折，在当地医院行左侧髋臼骨折切开复位内固定手术。1 年后出现行走后左髋疼痛，自服止痛药治疗，效果一般。近 1 个月疼痛加重，影响行走。

[入院诊断] 左侧股骨头坏死，左髋臼骨折术后（图 3-1、图 3-2）。

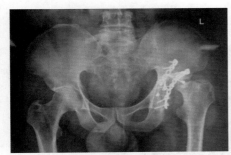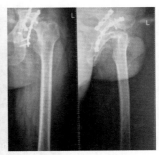

图 3-1 X 线检查示左髋臼骨折术后，股骨头坏死

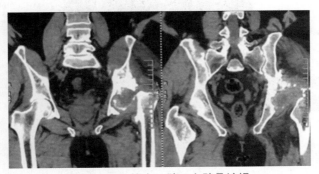

图 3-2 CT 检查示髋臼上壁骨缺损

[入院查体] 左下肢较对侧短缩 3 cm，左髋关节前方压痛（＋），左髋关节屈伸、旋转明显受限。

[术前化验]   ESR 22 mm/h，CRP 4.1 ng/L。

[治疗与转归]   入院完善检查，在全身麻醉下行左髋臼骨折内固定取出＋左全髋人工关节置换术。术后 X 线检查示髋臼后上壁缺损钽金属块（Zimmer）填充，假体位置良好（图 3-3）。术后 1 年复查示假体位置良好，钽金属块与周围骨愈合良好（图 3-4）。

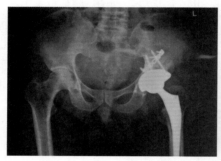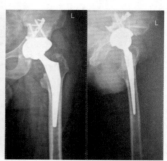

图 3-3   术后 X 线检查

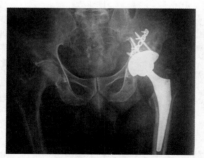

图 3-4   术后 1 年复查示假体位置良好

病例分析

本例患者为髋臼骨折内固定术后继发的股骨头坏死，为髋臼骨折常见的并发症，尤其多见于合并髋臼后壁骨折及髋关节后脱位的患者。对于此类患者，治疗首选全髋关节置换，但手术需要注意以下问题。

（1）排除感染。患者髋关节局部经过一次手术，有感染风险；术前化验 ESR 稍高，而 CRP 正常，且患者休息后疼痛缓解，故不考虑感染。但术中需要警惕，注意要留取关节液和组织做细菌培养。

（2）髋臼骨折愈合情况。一些髋臼骨折治疗后仍然存在骨不愈合情况，这会影响髋关节假体安置，所以建议对此类患者术前常规行 CT 三维重建，了解骨愈合情况。本例患者 CT 显示骨愈合。

（3）髋臼骨缺损。临床上常用 Paprosky 分型来指导髋臼骨缺损的分型与治疗，依据骨盆正位 X 线检查上髋关节中心上移、内移、坐骨支溶解、泪滴骨溶解的程度，将髋臼骨缺损分为三型。本例患者主要是髋臼壁外上方的骨缺损，为 Paprosky ⅡB 型，术前准备可考虑结构性植骨、钽金属填充块等。

（4）手术暴露。患者既往有髋部手术史，局部瘢痕较多，有的会形成异位骨化组织，导致显露困难，出血较多。术前要备血，术中注意小心显露，避免损伤坐骨神经。

（5）原内置物处理。术中要去除影响髋臼假体安置的钢板、螺钉。去除过程中要注意有无感染迹象，如有，则放弃髋关节置换。

本例患者手术采用全麻，沿原后外侧切口切开，术中采集关节液及部分肉芽组织做细菌培养（术后培养均为阴性）。术中将原内置物中一块已裸露的影响髋臼假体安置的钢板、螺钉去除，术中使用碘伏浸泡创面，反复冲洗。术中检查髋臼后上壁较大骨缺损，采用钽金属填充块填充骨缺损，螺钉辅助固定。假体选择陶对陶非骨水泥假体。术后留置引流管 24 小时，抗菌药物使用 3 天，待细菌培养结果显示阴性后停用。术后拔除引流管后指导患者开始扶双拐部分负重。术后双下肢等长，伤口愈合良好，无坐骨神经损伤等并发症，术后第 5 天出院。

📋 病例点评

　　全髋关节置换术是髋臼骨折术后导致的股骨头坏死、创伤性髋关节炎的主要治疗手段。不同于普通的初次置换手术，此类手术的难度较大。首先，此类手术感染发生率较高，因此术前需要明确患者髋关节有无感染，可通过化验检查、必要时在超声引导下行髋关节局部穿刺排除感染。即使术前排除感染，术中仍须留取关节液及周围肉芽组织进行病理学检测，再次排除感染。其次，要明确髋臼骨折是否愈合及骨缺损的大小，通常通过 CT 检查可明确。对于骨折未愈合的，要考虑骨折内固定或准备特殊髋臼假体，如加强环等。髋臼骨折手术后，切口瘢痕组织较多，手术的显露要小心，避免损伤坐骨神经。对于原内置物是否去除，我们建议对于影响髋臼假体安放的内置物要去除。术前通过 X 线、CT 检查仔细判断骨缺损情况，此类骨缺损大多位于后上壁，可考虑结构性植骨、金属垫块、联合多孔大臼杯等，术前准备要充分。注意随访，避免脱位等并发症。

笔记

004 发育性髋关节发育不良（Crowe Ⅱ型）1例

📋 病历摘要

患者，女性，57岁。左髋部疼痛伴活动受限6余年，加重1年。

[现病史] 患者6年前无明显诱因自觉左髋部疼痛，伴行走活动受限，就诊于当地医院，行X线检查示左髋关节发育不良（developmental dysplasia of hip，DDH），骨关节炎。自行保守治疗，症状无明显好转。1年前患者自觉疼痛症状加重，影响行走，入院治疗。

[入院诊断] 双侧发育性DDH，骨关节炎，左侧重（Crowe Ⅱ型）（图4-1）。

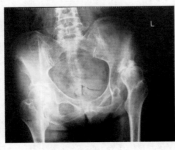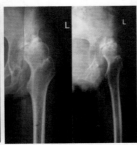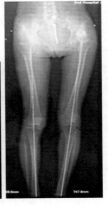

图4-1 术前X线检查

[入院查体] 左下肢较对侧短缩2 cm，左侧股四头肌轻度萎缩，股四头肌肌力Ⅳ级；左腹股沟中点压痛（＋）；左髋关节活动度：0°（伸），−100°（屈），内旋10°，外旋30°，内收20°，外展25°；左髋部"4"字试验（＋）。

[治疗与转归] 完善检查后在腰麻下行左全髋关节置换术。

术中髋臼假体选择安置在真臼内，通过周围软组织松解，使股骨侧恢复到正常长度。术后检查患者双下肢等长，X线检查示假体位置良好（图4-2），术后第1天下床活动，术后第3天出院。目前随访髋关节功能良好。

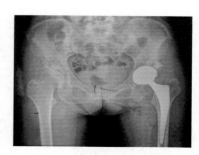

图 4-2　术后 X 线检查示假体位置良好

病例分析

　　成人发育性 DDH 是指由于髋臼发育不良造成髋臼对股骨头的覆盖不足，年轻时未及时治疗，后因长期生物力学改变而进行性出现股骨头半脱位甚至全脱位、髋关节软骨退变及股骨头局部坏死、严重骨关节炎的一种疾病。主要病理表现为髋臼变小、变浅，股骨头缩小、变形，股骨颈又短又窄，前倾角增大，股骨髓腔变窄、变细。对于 DDH 患者，出现髋部疼痛、严重功能障碍时，可选择全髋关节置换。本例患者双侧均为 DDH，但左侧较重，出现半脱位，且髋关节疼痛严重，经保守治疗不佳，是全髋关节置换的适应证。

　　DDH 患者术前要仔细评估 X 线检查，明确髋臼大小、深浅、有无缺损，以及股骨颈前倾角度和髓腔大小。双下肢全长的 X 线检查有助于了解是否存在髋关节以外的畸形，并可协助测量双下肢长度。临床上常用的 DDH 分型为 Crowe 分型，依据股骨头脱位程度分为四型：Ⅰ型，脱位小于 50%；Ⅱ型，脱位程度 50%～75%；Ⅲ型，脱位程度 75%～100%；Ⅳ型，>100% 的完全脱位。Crowe 分型同样可用来指导假体的选择及手术方式。对于髋臼侧，Ⅰ型、Ⅱ型、Ⅳ型病例安放的髋臼通常较小，以使髋臼有较好的骨质覆盖。Ⅲ型髋臼外上方通常会存在缺损，要考

笔记

虑植骨等方法填充，尽量将髋臼假体置于真臼内，能使肢体延长，改善外展肌功能。股骨侧，一般Ⅰ型、Ⅱ型股骨发育接近正常，选择普通近端固定假体即可。对于Ⅲ型、Ⅳ型患者，股骨近端发育异常，髓腔变窄、变细，前倾角增大，因此，假体选择要根据术前患者X线检查综合判断。一些疾病则需要选择直径较细的假体，如Wagner cone等，还可以调整前倾。股骨长度是另一个需要注意的问题，对于Ⅲ型、Ⅳ型患者，为了恢复肢体长度、便于复位，神经血管结构不被过于牵拉受伤，且要达到矫正骨骼发育畸形的目的，股骨应计划截骨。通过股骨短缩截骨不仅可矫正下肢不等长，还可以降低发生坐骨神经麻痹的风险。最常用的是转子下截骨。

对于本例患者，左侧为Crowe Ⅱ型，术前左侧肢体较对侧短缩约2 cm，术前X线检查示股骨近端髓腔直径并非过细，因此，假体选择普通非骨水泥型假体，界面选择陶对陶。

📋 病例点评

在我国，成人DDH患者较多，主要是由于儿童时期未及时发现并治疗，到晚期发展为严重的髋关节骨关节炎，导致髋关节疼痛及功能障碍，是全髋关节置换的适应证。术前仔细判断DDH患者髋臼及股骨的畸形，对选择假体及手术方式至关重要。过浅的髋臼要准备小号髋臼假体，髋臼骨缺损可考虑结构性植骨，过细的股骨髓腔要选择特殊的细柄假体。下肢延长超过4 cm时，有损伤坐骨神经的风险，术中可行转子下截骨。另外，部分患者因长期负重不平衡导致骨盆倾斜，继发腰椎侧凸，使双侧代偿后肢体长度差与实际肢体长度差存在差异，恢复肢体绝对长度后会出现患肢过长的感觉，这种现象术后可能会持续一段时间，需要术前和患者仔细沟通。

005 发育性髋关节发育不良（Crowe Ⅳ型）1 例

病历摘要

患者，男性，27 岁。右髋部疼痛伴活动受限 5 余年，加重 1 年。

[现病史] 患者幼儿时期发现右侧 DDH，但未行治疗，后逐渐出现跛行。近 5 年来右髋逐渐出现疼痛，给予口服药物、理疗等治疗可缓解。近 1 年来疼痛加重，影响行走。

[入院诊断] 右侧发育性 DDH，Crowe Ⅳ型（图 5-1）。

[入院查体] 右下肢较对侧短缩约 4 cm，右侧股四头肌萎缩，股四头肌肌力Ⅳ级。右腹股沟中点压痛（＋），右髋部"4"字试验（＋）。

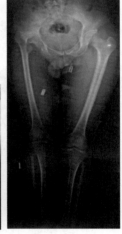

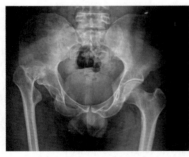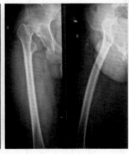

图 5-1 术前 X 线检查

[治疗与转归] 完善检查后在全麻下行右股骨转子下截骨＋全髋关节置换术。手术采用全麻，后外侧入路。术中先行髋臼处理，于真臼处锉臼，安置非骨水泥髋臼，陶瓷内衬。股骨侧行软组织松解后，无法复位，遂行转子下截骨。截骨长度依据术中试行复位后，测量大转子与髋臼中心的垂直距离为 2 cm，故于小转子下

方横行截骨 2 cm。截骨前用电刀在截骨两端做纵行标记，为旋转对位标记。术中将截下的骨块劈开，将其围放在截骨处，钢丝捆绑固定。股骨假体为 Wagner cone，陶瓷股骨头。复位关节，检查关节稳定，无脱位，双下肢等长。术毕患者清醒后检查右足活动良好，X 线检查示假体位置良好（图 5-2）。术后患者免负重 4 周后开始扶拐部分负重。术后 3 个月复查 X 线检查示截骨处愈合良好（图 5-3）。

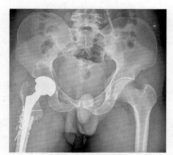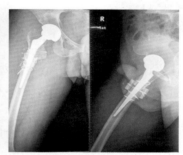

图 5-2　术后 X 线检查示假体位置良好

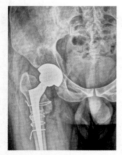

图 5-3　术后 3 个月 X 线检查示截骨处愈合良好

病例分析

患者右侧 DDH 为 Crowe Ⅳ型，高脱位。对于年轻的 DDH 患者，应首先考虑保守治疗，尽量延迟初次关节置换的时间。本例

笔记

19

患者出现髋部疼痛后，先进行了一段时间保守治疗，后疼痛加重，功能障碍，才考虑行关节置换手术治疗。

术前 X 线检查示患者髋臼发育不良，股骨前倾角度大，髓腔较细，而且患者右下肢短缩 4 cm。如果单纯靠软组织松解，可能会导致术中无法复位，而且有损伤坐骨神经的风险，因此术前计划行转子下截骨。

📋 病例点评

对于 Crowe Ⅲ 型及 Crowe Ⅳ 型患者，恢复股骨长度是个难题。术前需要行股骨全长 X 线检查，仔细测量双下肢长度差异，必要时行腰椎 X 线检查，了解有无髋关节以外的其他因素。对于下肢延长超过 4 cm 的情况，建议行转子下截骨，术中将截下的骨块植入截骨处，可促进骨折愈合。手术方式采用全麻，术后患者清醒后可立刻检查有无坐骨神经损伤症状。术前准备假体时要注意准备小号假体。

006　髋关节置换术后脱位 1 例

病历摘要

患者，女性，70 岁。右髋关节置换术后反复脱位。

[现病史]　患者 7 个月前摔倒致右股骨颈骨折，在当地医院行右全髋人工关节置换术。术后第 3 天因蹲便致右髋部疼痛伴活动受限，行 X 线检查示右髋关节置换术后脱位。当天于手术室麻醉下手法复位，后恢复良好。1 个月前，因蹲便致右髋关节再次脱位，不能站立。

[入院诊断]　右髋关节置换术后脱位（图 6-1）。

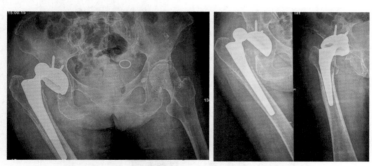

图 6-1　术前 X 线检查示右髋关节置换术后脱位

[入院查体]　右髋屈曲、内旋畸形，伸直受限。右足活动感觉良好，右下肢血运良好。

[术前化验]　CRP 3 mg/L，ESR 20 mm/h。

[治疗与转归]　完善检查后在腰麻下行右髋关节翻修术。术中沿原后外侧切口进入，可见股骨头于髋臼后方脱位。术中检查髋臼外展角偏大，假体后倾，取下髋臼假体，髋臼结构尚完整，骨量良好，给予钽杯固定，辅以 3 枚螺钉加强固定，内衬选用带

高边高交联聚乙烯内衬。股骨侧假体取出困难，行大转子截骨后取出股骨柄，安置 Wagner SL 柄、陶瓷股骨头。股骨近端钢丝捆绑固定，复位髋关节，活动检查无脱位。术中出血不多，未留置引流管。术后 X 线检查示假体位置良好（图 6-2）。术后嘱患者免负重4周。术后4周复查 X 线检查示股骨近端骨痂形成（图 6-3）。嘱患者扶拐行走，随访至今，无脱位。

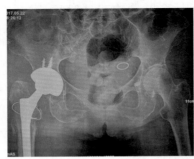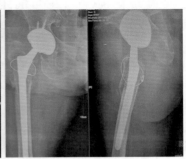

图 6-2　术后 X 线检查示假体位置良好

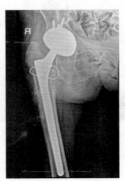

图 6-3　术后4周 X 线检查示截骨处骨痂形成

病例分析

髋关节脱位是全髋关节置换术后常见的并发症之一，发生率约为3%。全髋关节置换术后常见的脱位原因如下。①患者自身因素：术后体位不当，特别是依从性较差的患者，更容易发生脱位，甚至导致复发性脱位。另有研究表明，年龄较大、女性、有髋部手术史及患肢存在神经系统疾病的患者术后脱位的发生率更高。②手术因素：外科医师的手术经验与脱位有直接关系。后外侧入路脱位率约 6.9%，高于前外侧等入路。髋臼假体置入时前倾角为 15°±10°、外展角为 40°±10° 被认为是"安全范围"，股骨柄前倾角为 15°～20° 被认为是相对安全的范围，在此范围之外脱位率明显增高。软组织失衡也是导致脱位的主要因素，其中以外展肌无力最常见。髋关节翻修手术的脱位率高。③假体因素：较大直径的股骨头和带高边的聚乙烯内衬能够降低髋关节脱位风险。

Dorr 根据脱位因素将髋关节脱位分为四型：Ⅰ型为体位性脱位，即由于患者不恰当的患肢活动引起；Ⅱ型为软组织不平衡性脱位，即由髋关节肌肉功能长度改变引起；Ⅲ型为假体位置不当性脱位，即由髋臼或股骨假体位置或前倾角异常引起；Ⅳ型为由软组织不平衡与假体位置异常同时存在引起。本例患者两次脱位虽然都是做髋关节屈曲动作所诱发，但从 X 线检查看，髋臼假体外展角偏大，可能是导致反复脱位的主要原因，为 Dorr Ⅲ型。综上考虑，行髋关节翻修术。

📋 病例点评

全髋关节置换是目前关节外科最常见的手术，各级医院均已开展。减少术后并发症的重要措施之一就是将初次手术做好。虽然报道的后外侧入路手术的脱位率高于其他入路，但只要初次手术中注意假体位置安放，尽量避免损伤髋关节周围软组织，保留

笔记

关节囊,并在假体安装后对关节囊进行缝合,修复梨状肌和外旋肌,就可明显减少术后发生脱位的可能性。对于依从性差的患者,在术前、术后一定与患者及家属交代手术风险及术后恢复、锻炼步骤、注意事项,嘱其遵医嘱锻炼并积极按时返院复查,减少脱位风险。全髋关节置换术后髋关节脱位,首先要明确患者脱位的原因,再选择是保守治疗还是手术治疗。对于偶发性脱位和体位不当导致脱位的患者,在合理的麻醉下可行手法复位,复位后卧床平躺,下肢保持外展中立位 4 ~ 6 周。对于依从性差的患者,术后给予支具牵引制动、穿防旋鞋或支架固定 4 ~ 6 周。对于行闭合复位失败的患者,应考虑行切开复位手术。对于由于假体位置不当等造成的反复脱位,应考虑翻修手术,翻修手术根据脱位原因,可选择更换部分假体或全部翻修。假体可选择大直径股骨头、双极股骨头假体或限制性髋臼假体。

007　髋关节置换术后假体周围骨折 1 例

病历摘要

患者，女性，85 岁。摔倒致左髋关节疼痛伴活动受限 4 天。

[现病史]　患者 1 年前因左股骨颈骨折在我院行左侧人工股骨头置换术，术后恢复良好。4 天前因摔倒时左髋部着地，致左髋关节肿胀、疼痛伴活动受限。

[入院诊断]　左髋关节置换术后假体周围骨折，Vancouver B2 型（图 7-1）。

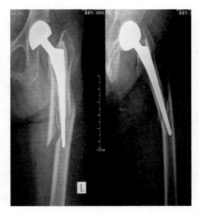

图 7-1　术前 X 线检查示左股骨头置换术后假体周围骨折

[入院查体]　左大腿肿胀，压痛明显，左下肢短缩约 2 cm。左足活动、感觉良好。

[治疗与转归]　入院完善术前检查后在腰麻下行左髋关节翻修 + 骨折复位内固定。术中可见股骨假体松动，给予更换 Wagner SL 柄，骨折处钢丝环扎固定。髋臼磨损不严重，考虑患者年龄较大，故仍选择半髋置换。术后 X 线检查示假体位置良好（图 7-2）。患者术后 4 周开始扶拐部分负重，3 个月后完全负重。

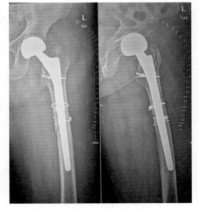

图 7-2　术后 X 线检查示假体位置良好

病例分析

随着髋关节置换手术数量的增多和人口平均寿命的延长，股骨假体周围骨折的发病率呈逐年上升趋势，已成为髋关节翻修的重要原因之一。发生假体周围骨折的原因有摔倒、假体松动、骨溶解导致磨损、假体周围感染、移植物力线不正导致应力骨折及翻修术等，其他因素，如女性、高龄、偏瘫、骨质疏松、类风湿关节炎、骨代谢疾病、长期服用激素等均容易发生假体周围骨折。

股骨假体周围骨折临床上常用的分型为 Vancouver 分型，分为 A、B、C 三型。A 型骨折进一步分为 AG 型（大转子骨折）、AL 型（小转子骨折）。B 型骨折发生于假体周围或略低于假体的远端，又分为 B1 型（假体无松动，无骨量丢失）、B2 型（假体松动，无明显骨量丢失）、B3 型（假体松动伴有大量骨溶解和明显骨质疏松）3 个亚型。C 型骨折发生于假体柄远端的股骨干。该分型综合考虑了骨折部位，宿主股骨剩余骨量及假体稳定性，是临床上用于指导治疗及预后的应用最广泛的分类方法。临床上 AG 型和 AL 型骨折发生较少，往往可选择保守治疗。B1 型及 C 型骨折大多采用切开复位内固定术。而 B2 和 B3 型由于涉及假体松动，往往需要行翻修手术。本例患者术前 X 线检查示假体有下沉，提示假体松动，属于 B2 型，故选择翻修手术。

病例点评

髋关节置换术后假体周围骨折以股骨侧多见。术前一定要明确骨折部位及骨折分型，根据影像学及查体判断骨折类型，进而制定出下一步手术方案。假体周围骨折不是简单的创伤骨折，应该由经验丰富的关节外科医师去处理。临床上 B 型股骨假体周围骨折较为多见，占 48.2% ～ 86%。但有时 B1 和 B2 型骨折术前较难鉴别，以下一些特征可帮助诊断：①损伤前存在持续的腹股沟区域或髋关节区域疼痛；②在无负重状态下活动患肢存在疼痛；③持续进展的肢体缩短；④有持续感染的征象等；⑤骨折后的 X 线片和初次髋关节置换术后的即刻 X 线片进行比较时可以发现股骨假体松动的证据（如沉降、环周的骨质透亮线等）。

以上征象提示存在假体松动的可能，另外术中可通过打拔假体来进一步确定股骨假体是否松动。对于术前难以判断假体是否存在松动者，手术要按假体翻修做准备，由于是二次手术，术中钢板、钛缆、钢丝、骨水泥、各型号翻修假体等器械与材料应准备齐全，并有能力依据术中所见随时调整最优手术方案。翻修假体通常选择加长股骨柄，可同时起到骨折髓内固定的作用。

笔记

008 髋关节置换术后假体松动 1 例

病历摘要

患者，女性，64 岁。右髋关节置换术后疼痛 3 年，加重伴活动受限半年。

[现病史] 患者 9 年前因右股骨颈骨折在当地医院行右全髋关节置换。术后一般情况良好。3 年前出现右髋疼痛、跛行，近半年疼痛加剧，严重影响行走。

[入院诊断] 右髋关节置换术后假体松动（图 8-1）。

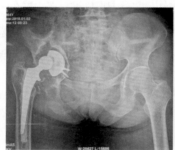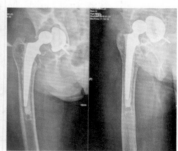

图 8-1 术前 X 线检查示右髋臼假体松动

[入院查体] 患者跛行步态，右髋关节局部皮温正常，无明显红、肿，腹股沟区及髋外侧压痛，右下肢短缩约 2.5 cm。右髋屈曲 90°，后伸 10°，内收外展约 25°。右下肢感觉良好，右股四头肌、胫前肌、蹋长伸肌肌力 IV 级，足背动脉搏动良好。

[术前化验] 降钙素原 0.04 ng/mL，CRP 2.4 mg/L，ESR 15 mm/h，WBC 6.94×10^9/L。

[治疗与转归] 术前 X 线及 CT 检查无法准确评估本例患者骨缺损大小，因此借助 3D 打印技术 1 ： 1 打印骨盆模型（图 8-2）。

笔记

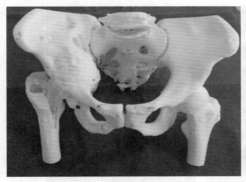
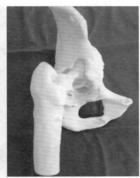

图 8-2　术前行 3D 打印骨盆模型

从模型上，可精确评估髋臼侧骨缺损大小，并可在模型上模拟手术操作（图 8-3），患者的髋臼骨缺损通过试用 2 个钽金属块试模

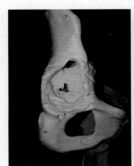
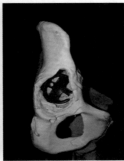
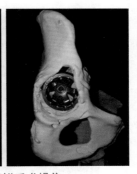

图 8-3　术前在 3D 打印模型上行模拟手术操作

填充缺损，再外置臼杯确认臼杯稳定性。经过充分的术前准备，在腰麻下行右全髋关节翻修术。术中去除原髋臼假体，刮除臼底肉芽组织，可见髋臼内、上巨大骨缺损，髋臼锉反锉轻轻打磨臼壁。取术前规划的 2 块钽金属垫块试模安置，再打入髋臼试模，确认稳定后按计划安置钽金属垫块，垫块上拧入螺钉固定（图 8-4）。再植入多孔钽杯（直径 60 mm），螺钉辅助固定，高交联聚乙烯内衬。垫块与钽杯接触面涂抹骨水泥。术中发现股骨假体近端已松动，但远端固定牢固，取出困难，遂行大转子延长截骨后取出原假体和骨水泥，安置 Wagner SL 柄、陶瓷股骨头，截骨处钢

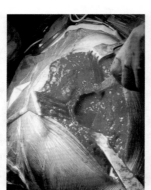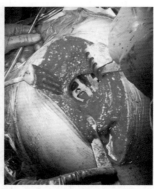

图 8-4　术中显示髋臼巨大骨缺损，采用 2 个钽块填充

丝固定。复位关节，检查关节活动良好，无脱位。留置 1 根引流管。术中取关节液及周围软组织做细菌培养（术后结果阴性）。术后 X 线检查示假体位置良好，髋臼骨缺损被 2 个钽金属块填充（图 8-5）。术后 4 周开始扶拐部分负重，3 个月复查骨愈合良好。术后 1 年复查，假体位置良好（图 8-6），髋关节功能良好。

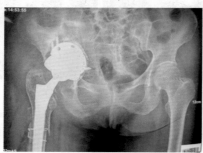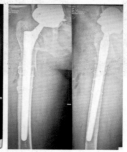

图 8-5　术后 X 线检查

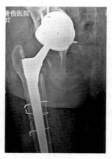

图 8-6　术后 1 年复查假体位置良好

病例分析

　　本例患者的诊断较为明确，右髋关节置换术后假体松动，从X线检查看，髋臼假体松动较为明显。引起假体松动常见的原因有感染、无菌性松动。本例患者术前化验 ESR、CRP 均正常，伤口愈合良好，无静息痛，可初步排除感染，考虑为无菌性松动。患者髋臼假体松动后，由于骨溶解，造成髋臼巨大的骨缺损，髋臼顶部及内侧底部骨缺损严重，为 Paprosky ⅢB 型。

病例点评

　　目前髋翻修的病例中不乏一些由于长期骨溶解造成髋臼侧巨大骨缺损的复杂翻修病例。以往仅从 X 线及 CT 检查判断骨缺损大小，误差较大，造成准备不足、手术时间延长。现在借助 3D 打印技术，术前可构建骨盆模型，可清楚显示骨缺损类型、大小，并在体外模拟手术操作，使手术方案更精准，可简化手术难度，缩短手术时间，在复杂髋关节翻修病例中是一个较好的选择。

　　髋关节翻修中巨大的髋臼骨缺损的处理对临床医师来说是一个挑战。临床上常用 Paprosky 分型来指导髋臼骨缺损的分型与治疗，其中Ⅰ型和Ⅱ型大部分可通过打压植骨等方法获得良好效果，但ⅢA 和ⅢB 型为严重的髋臼骨缺损类型，治疗较为棘手。由 Zimmer Biomet 公司研发的钽金属垫块，也称骨小梁金属（trabecular metal，TM）填充块，根据形状及功能又分为 TM 填充块、TM 臼底补块、TM 髋臼壁缺损填充块、TM 垫片填充块，适用于不同区域和大小的髋臼骨缺损。本例患者术中主要使用了 TM 填充块。TM 填充块为橘瓣形状，外径尺寸为 50 ～ 70 mm（4 mm 递增），厚度分别为 10、15、20 和 30 mm，可以组合使用，填充块上钉孔允许使用螺钉辅助固定。大量文献证实，TM 填充块治疗ⅢA 型和ⅢB 型骨缺损长期疗效满意，是一种较好的选择。

009 人工股骨头置换术后假体周围骨溶解 1 例

病历摘要

患者,女性,62岁。右髋关节疼痛半年,加重伴活动受限2个月。

[现病史] 患者3年前因右髋臼骨折在当地医院行切开复位(前后路)内固定术(图9-1)。1年后右髋关节疼痛,在外院诊断为"右股骨头坏死",行右人工股骨头置换(图9-2)。术后半年感右髋疼痛,行走时疼痛明显,休息可缓解。近2个月右髋疼痛加剧,影响行走。

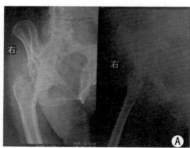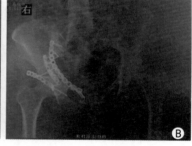

A:术前 B:术后

图 9-1 3 年前第 1 次手术 X 线检查

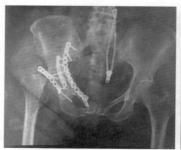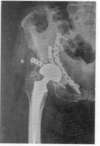

图 9-2 第 1 次术后 1 年检查示右股骨头坏死

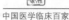
［入院诊断］ 右人工股骨头置换术后假体周围骨溶解
（图 9-3）。

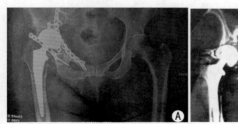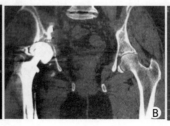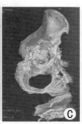

A：X 线　　　　　　　B：X 线　　　　　　　C：CT

图 9-3　本次入院检查示右侧髋臼巨大骨缺损（Paprosky Ⅱ B 型）

［入院查体］ 患者跛行步态。右髋关节局部皮温正常，无
明显红、肿，腹股沟区及髋外侧压痛，右下肢短缩约 1.5 cm。右
髋屈曲 85°，后伸 10°，内收外展约 25°，内旋 20°，外旋
10°。右股四头肌、胫前肌、踇长伸肌肌力Ⅳ级，足背动脉搏动良好。

［辅助检查］ 降钙素原 0.01 ng/mL，CRP 22.6 mg/L，ESR
30 mm/h，WBC 6.26×10^9/L。核素骨扫描（emission computed
tomograph，ECT）提示患侧髋关节及股骨头假体周围代谢活跃。

［治疗与转归］ 完善检查后在腰麻下行右全髋关节翻修术。
术中打开髋关节，并未发现明显脓液，取组织标本及关节液做细
菌培养（最终结果为阴性）。术中发现股骨假体非常稳定，故给
予保留，更换金属股骨头。髋臼上方存在巨大骨缺损，原链条板
螺钉在髋臼底部显露，予以取出；采用 2 个钽金属块填充骨缺损；
采用非骨水泥髋臼杯及高交联聚乙烯内衬安置。术中复位关节后
检查关节活动良好，无脱位。术后 X 线检查示假体位置良好，髋
臼骨缺损被 2 个钽金属块填充（图 9-4）。术后患者 4 周开始扶拐
下地活动，2 个月完全负重。术后 1 年随访，X 线检查示假体位
置良好（图 9-5）。

笔记

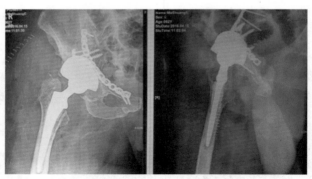

图 9-4　术后 X 线检查

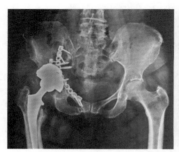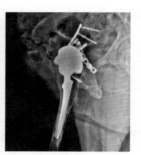

图 9-5　术后 1 年 X 线检查示假体位置良好

病例分析

通过对本例患者进行分析，有以下几个要点。

（1）诊断。X 线检查示髋臼侧存在巨大骨缺损，考虑为骨溶解造成。造成骨溶解的原因可能有磨损、松动、感染。支持感染诊断的依据有术前化验 ESR、CRP 均高，ECT 提示患侧髋关节及股骨头假体周围代谢活跃，而且患者有 2 次手术史，会增加局部感染的概率。但患者术前疼痛仅是活动后疼痛，休息无疼痛，术前髋关节穿刺细菌培养结果为阴性。怀疑假体松动的依据是术前 X 线检查可见股骨假体近端内侧（Gruen 分型 7 区）透亮线形成，但通过对患者既往所有 X 线检查结果进行对比发现股骨假体并没有明显下沉。

（2）治疗。本例患者治疗的难点在于：①一期翻修还是二期翻修。由于本例患者术前不能完全排除假体周围感染，所以术前规划手术方案需把一期翻修和二期翻修都纳入考虑。如果手术中发现有感染的迹象，则选择旷置，反之，选择一期翻修。②股骨假体是否松动。术前 X 线检查示股骨假体无明显下沉，但不能排除松动。术中可以通过打拔假体观察股骨假体是否松动，如果无松动，则可以保留。③髋臼骨缺损处理。本例患者髋臼骨缺损为 Paprosky Ⅱ B 型。对于该例患者髋臼骨缺损，术前准备了 Jumbo cup、钽金属垫块等。本例患者经过充分的术前准备及与患者家属沟通后，行翻修手术治疗。

病例点评

目前，由于感染、无菌性松动等原因行髋关节翻修的病例越来越多。对这些患者术前准确的评估很重要。一些患者的临床表现及 X 线检查表现很典型（如病例 008）。对于那些临床表现及 X 线检查不典型的患者，可从以下几个方面分析。

（1）症状。疼痛是行髋关节翻修患者最常见的主诉。我们在询问患者病史时，要注意患者主诉什么情况下出现疼痛，发生的部位、时间、严重程度及伴随症状。全髋关节置换后松动引起的疼痛主要位于腹股沟区、臀部、大腿或转子区。典型的表现是"起始痛"，即刚开始走路疼痛，逐渐变为活动时疼痛，这种疼痛通常休息后缓解。而夜间痛、静息痛和持续性疼痛通常在感染患者中常见。

（2）影像学检查。目前对于假体松动公认的影像学诊断标准是 X 线片上假体周围出现一个或多个 2 mm 甚至更宽的透亮线。让患者提供术后复查的一系列 X 线检查结果对诊断更有帮助，可观察假体是否发生位移或沉降，透亮线是否变化等。ECT 对诊断感染无特异性，阴性结果可帮助排除感染，但阳性结果对活动性感染诊断的特异性价值不大。

本例患者最终排除感染及股骨假体松动，髋臼侧骨溶解可能与股骨头磨损有关。然而对于本例患者，第 2 次手术选择股骨头置换显然不适宜，对于髋臼骨折术后失败的患者应该首选全髋关节置换。髋关节翻修手术耗时长、出血多、并发症多，因此我们对翻修术中发现稳定的假体予以保留，即部分翻修。这样可以缩短手术时间，降低翻修难度，减少出血，减少并发症。但术前要了解原假体的类型，提前准备好配套的股骨头或内衬。

第二节
膝关节

010　膝骨关节炎合并严重膝内翻 1 例

📋 病历摘要

患者，女性，69 岁。双膝疼痛 15 年，加重伴活动受限 2 年。

[现病史]　患者于 15 年前出现双膝疼痛，以左侧为重。曾给予口服药物、理疗等治疗。近 2 年来膝关节疼痛加重，出现畸形，影响行走，保守治疗无效。

[入院诊断]　双膝骨关节炎（图 10-1）。

[入院查体]　患者双膝关节局部皮温正常，无明显红、肿。左膝关节屈伸活动 25°～90°，内翻 30°，内翻应力试验（+）；右膝关节屈伸活动 15°～100°，内翻 20°，内翻应力试验（-）。

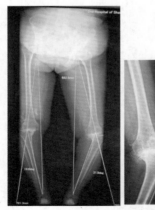
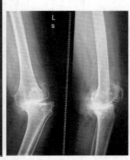
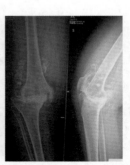

图 10-1 术前 X 线检查示双膝关节屈曲、内翻畸形

[术前化验] 血红蛋白 110 g/L。

[治疗与转归] 完善相关化验、检查后,先在腰麻下行左膝人工关节置换术。患者左膝内翻 30°,属于重度内翻畸形,同时合并屈曲畸形。从 X 线检查看,内翻畸形主要位于胫骨侧,胫骨平台凹陷,内侧骨缺损严重,同时后方存在大量骨赘。内翻应力试验(+),提示患者膝关节外侧副韧带(lateral collateral ligament,LCL)松弛,因此术前准备了限制性假体(legacy constrained condylar knee,LCCK)。手术室麻醉下再次检查膝关节稳定性,内翻应力试验(+),且内翻畸形伸直位不可纠正。取膝前正中入路,髌旁内侧切开,外翻髌骨,可见髌骨周围大量骨赘形成,给予去除骨赘,髌骨成形后行髌骨周围去神经化。先行股骨截骨,股骨远端外翻 6° 标准截骨。胫骨侧行内侧软组织袖套样松解,胫骨平台截骨参考外侧关节面,先行保守截骨约 6 mm,再行股骨侧外旋 3° 定位,安置四合一截骨模块,分别行前、后、斜面及髁间截骨。安装股骨、胫骨试模,伸直位检查内侧仍紧张,外侧过度松弛,考虑通过软组织松解无法平衡,遂选择 LCCK。胫骨平台选用小号试模,行平台外移截骨,内侧骨缺损厚度约

15 mm，选择垫块填充。安装完试模后再次检查，膝关节屈伸活动良好，进行冲洗后安装最终假体。"无拇指"试验检查髌骨轨迹良好，松止血带，彻底止血，逐层闭合伤口，关节腔注射氨甲环酸 2 g，不留置引流管。术后给予多模式镇痛，术后 3 小时、6 小时再给予静脉滴入氨甲环酸 1 g。术后第 1 天检查伤口无渗血，给予口服利伐沙班 10 mg，并下地活动。

术后 1 周行右膝关节置换，术前 1 天停用利伐沙班。患者右膝关节同样内翻严重，X 线检查示内侧胫骨平台骨缺损严重，故手术同样准备了 LCCK。麻醉下检查右膝关节内侧副韧带（medial collateral ligament，MCL）及 LCL 稳定，术中股骨远端外翻 6° 截骨，胫骨同样先保守截骨。检查伸膝间隙满意，内外侧稳定，再行股骨四合一及髁间截骨，胫骨平台经外移截骨，内侧骨缺损厚度约 15 mm，同样采用垫块修复，胫骨侧假体采用延长杆，股骨侧采用普通后稳定型（PS）假体。术后处理同左膝。术后行 X 线检查示假体位置良好（图 10-2）。

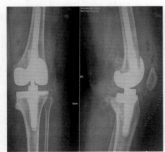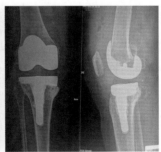

图 10-2　术后行 X 线检查示假体位置良好

病例分析

临床上骨关节炎患者膝关节畸形以膝内翻为主。膝内翻的常见病理表现为内侧间室狭窄、胫骨平台内侧骨缺损、内侧软组织紧张或挛缩、伴有屈曲挛缩、外侧结构松弛、可能存在关节外内翻畸形等。临床上依据内翻程度将膝内翻畸形分为轻度内翻（＜10°）、中度内翻（10°～20°）、重度内翻（＞20°）。

本例患者内翻严重，同时伴屈曲畸形，严重影响患者活动，是全膝关节置换（total knee arthroplasty，TKA）手术适应证。双膝病变患者选择一期双膝关节置换还是分期置换，要综合考虑患者年龄、营养、有无基础病等基本情况。本例患者术前存在轻度贫血，既往有糖尿病病史，为安全考虑，选择分期置换。

病例点评

对于严重的内翻畸形，术前应仔细规划手术方案，考虑几个问题：①内翻畸形为关节内还是关节外畸形？②可复性还是固定性畸形？③ MCL 及 LCL 功能如何？④内侧软组织松解程度如何？⑤骨缺损如何处理？⑥假体如何选择？内翻固定畸形意味着手术中内侧软组织松解程度大，对于严重的内侧软组织紧张，除常规的内侧软组织松解外，可考虑胫骨平台缩小、MCL 的拉花松解（pie-crusting）等。严重的屈曲挛缩，可考虑股骨远端加截。对于骨缺损小于 5 mm 的可用骨水泥填充，5～10 mm 的可考虑骨水泥螺钉技术，大于 10 mm 的可植骨或金属垫块填充。对于 MCL 及 LCL 功能不全的，需要应用限制性假体。对于合并关节外畸形的，要考虑畸形的大小，必要时先行关节外截骨矫形，或采用导航技术。对于本例患者，左膝内翻畸形 30°，为重度内翻固定性畸形，且内侧胫骨平台存在骨缺损（超过 1 cm），LCL 极度松弛，所以手术选择了限制性假体。右膝关节中度内翻畸形，其内侧胫骨平台同样存在骨缺损，深度超过 1 cm，但 LCL 功能良好，故术中采用垫块填充胫骨侧缺损，胫骨侧选择使用延长杆。

011 类风湿关节炎合并双膝外翻 1 例

病历摘要

患者，女性，52 岁。双膝疼痛 15 年余，加重 1 个月余。

[现病史] 患者于 15 年前出现双膝疼痛，伴有关节绞锁、肿胀、晨僵。诊断为类风湿关节炎，给予药物治疗。于 2018 年 4 月出现双膝疼痛加重，影响行走。

[既往史] 高血压病史 1 年，未服降压药。平时服用来氟米特、羟氯喹片、醋酸泼尼松片（5 mg）。

[入院诊断] 类风湿关节炎（图 11-1）。

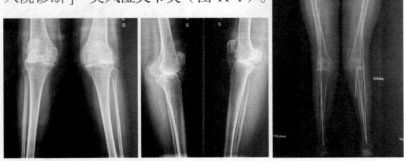

图 11-1 术前 X 线检查示双膝关节间隙狭窄，双膝外翻

[入院查体] 左膝：外翻畸形 15°，屈曲畸形 10°，活动范围 10°～90°，左股四头肌肌力Ⅳ级。右膝：外翻 5°，屈曲畸形 10°，活动范围 10°～90°，右股四头肌肌力Ⅳ级。

[术前化验] WBC 3.98×10^9/L，ESR 54.00 mm/h，CRP 36.10 mg/L，降钙素原 30.21 ng/mL。

[治疗与转归] 完善相关化验、检查后，于腰麻下行双膝人工关节置换术。手术先行左膝关节置换，常规髌旁内侧入路，先

笔记

41

行髌骨成形，股骨远端外翻5°截骨（较内翻膝外翻角度减小），胫骨常规截骨。术中见股骨外髁发育可，常规外旋3°定位，行股骨四合一及髁间截骨。安装假体试模，检查膝关节屈伸稳定后再安装假体，"无拇指"试验检查髌骨轨迹良好。围手术期其他处理同膝内翻。同法再行右膝手术。手术当天和术后第1天使用地塞米松10 mg，术后第2天恢复口服激素治疗。患者术后伤口愈合良好。术后3个月复查双膝关节功能良好（图11-2）。

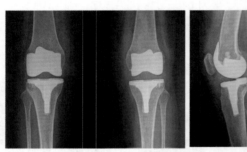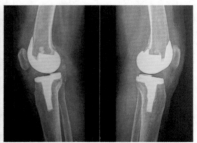

图11-2　术后X线检查示假体位置良好

病例分析

　　类风湿关节炎是一种慢性自身免疫性疾病，主要累及四肢的滑膜关节，女性多见。类风湿关节炎的关节病变主要表现为关节运动时疼痛、肿胀、僵直及活动受限。早期治疗以药物治疗为主，当关节严重受累，可考虑关节置换。本例患者罹患类风湿关节炎已15年，平时口服药物治疗。但双膝关节病变严重，保守治疗无效，可考虑行双膝关节一期置换。

　　类风湿关节炎患者围手术期应注意以下几点。

　　①检查颈椎。术前行颈椎X线检查，注意患者是否合并寰枢椎脱位。本例患者无。②检查患者髋关节是否有病变，功能如何。

如果同时合并髋关节病变，通常建议先行髋部手术，再行膝关节手术。本例患者髋关节功能尚良好。③药物使用。类风湿关节炎患者大多有长期药物服用史，术前应仔细询问用药情况。对于服用激素的患者，术前可继续服用激素，手术当天和术后第 1 天可用地塞米松替代，术后第 2 天恢复口服激素。对于免疫抑制剂类药物，由于会影响伤口愈合，增加感染率，术前要停用。④骨质疏松。类风湿疾病本身可引起全身的骨质疏松性改变，长期服用激素可加重骨质疏松。在手术操作过程中要小心，避免骨折发生。手术前后要治疗骨质疏松。

本例患者另一点需要注意的就是膝外翻畸形。膝外翻的病理变化主要为外侧软组织挛缩，同时合并内侧软组织不同程度松弛，严重外翻会合并股骨外髁发育不良，髌骨不同程度脱位等。Ranawat 将膝外翻分为六型：Ⅰ 型为可纠正的外翻，无其他合并畸形，MCL 完整；Ⅱ 型为不可纠正的外翻，无其他合并畸形，MCL 完整；Ⅲ 型为外翻合并过伸畸形，MCL 完整；Ⅳ 型为外翻合并屈曲畸形，MCL 完整；Ⅴ 型为重度外翻，MCL 不完整；Ⅵ 型为重度外翻合并关节外畸形。本例患者双膝外翻畸形在麻醉下可纠正，无其他合并畸形，MCL 完整，为 Ⅰ 型。

病例点评

类风湿关节炎的特殊病理使得其关节置换手术与骨关节炎有所不同。首先应针对患者的全身情况进行评估，判断疾病是否处于活动期，必要时需要风湿科医师会诊，调整用药。要注意患者有无合并其他病变，如合并同侧髋部病变，原则上先处理髋，行髋关节置换后再行膝关节置换手术。类风湿关节炎患者膝关节病变畸形中膝外翻及屈曲挛缩畸形较多见，术前要评估畸形程度，选择合适的假体。膝外翻的手术中注意不要剥离内侧软组织，避免加重内侧软组织的松弛。股骨远端外翻通常采用 4°～5° 截骨。术前在 X 线片上测量股骨的开髓点，通常偏内一点。对于股骨外髁发育不良的患者，股骨旋转定位时如果是后参考，通常要加大外旋的角度，可参考通髁线和 whiteside 线。对于髌骨轨迹不良的可行外侧支持带松解。如果 MCL 严重松弛，功能缺失，术中检查膝关节明显不稳定，可采用限制性假体。术后注意观察患者腓总神经的情况，术后早期可将膝关节屈曲位放置，防止神经受牵拉。另外，患者长期服用激素及免疫抑制剂，术后感染发生率高，要注意随访。

笔记

012 膝关节置换术后假体松动 1 例

病历摘要

患者，男性，65 岁。左膝关节置换术后 3 年，疼痛伴活动受限 3 个月。

[现病史] 患者 3 年前因左膝骨关节炎在外院行左膝关节置换术。近 3 年出现左膝关节疼痛，且逐渐加重，行走困难。

[入院诊断] 左膝关节置换术后假体松动，胫骨假体下沉（图 12-1）。

[入院查体] 左膝皮温正常，左胫骨近端压痛（＋），左膝关节屈伸活

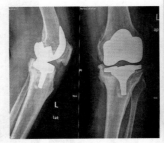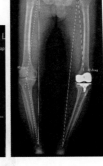

图 12-1 术前 X 线检查示左膝关节假体松动

动度 0° ～ 110°，内翻、外翻应力试验（－），左下肢肌力 V 级，感觉正常，血运良好。

[术前化验] 降钙素原 0.02 ng/mL，CRP 2 mg/L，ESR 20 mm/h。

[治疗与转归] 入院完善检查后在腰麻下行左膝关节翻修术。术前准备包括同种异体骨、各种垫块、螺钉、TM cone、LCCK 等。手术采用腰麻，沿原切口进入，留取关节液及关节腔内肉芽组织做培养。彻底清除增生组织，先取下胫骨衬垫，再依次取下股骨及胫骨假体，清除骨水泥，碘伏、生理盐水冲洗。术中

笔记

发现胫骨平台包容性骨缺损较大（图 12-2），关节线下移，因此选择 TM cone 填充骨缺损，恢复关节线水平，周围同种异体骨骨填塞，胫骨侧使用延长杆。股骨侧骨缺损 AORI Ⅰ型，使用普通假体。留置引流管 1 根，术后 24 小时拔

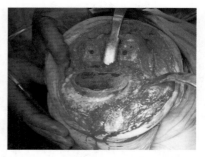

图 12-2　术中见胫骨侧巨大骨缺损（AORI T3），使用 TM cone

除。术后细菌培养结果回报阴性。术后其他治疗及康复同前。

　　术后 X 线检查示假体位置良好，下肢力线良好（图 12-3）。

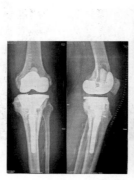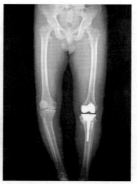

图 12-3　术后 X 线检查示假体位置良好，下肢力线良好

📋 病例分析

　　膝关节翻修患者最常见的主诉是疼痛，疼痛的部位、特点对分析病因有重要意义。如果手术后疼痛一直不缓解，要考虑感染、假体不稳定或关节外因素。如果术后恢复良好，一段时间后出现疼痛，考虑假体松动、晚期感染或不稳。假体松动引起的疼痛通常是负重时疼痛，而静息痛常见于感染。本例患者膝关节置换术

后 3 年出现疼痛，首先要考虑是否存在感染。从患者术前化验结果来看，血常规、ESR、CRP 等均正常，患者皮温正常，无窦道，主诉休息后疼痛可缓解。术前行膝关节穿刺检查，细菌培养阴性。综上所述，排除感染，考虑为无菌性松动，需行膝关节翻修术。

从术前 X 线检查结果来看，胫骨侧假体下沉、塌陷，造成胫骨平台巨大骨缺损。临床常用 Anderson 骨科研究所（Anderson Orthopaedic Research Institute，AORI）分类方法来指导骨缺损的分型及治疗：AORI Ⅰ 型，干骺端骨质良好，不影响假体稳定性，股骨侧为 F1 型，胫骨侧为 T1 型，包括小的包容性缺损，深度 ≤ 5 mm，可用传统的金属垫块或骨水泥修复；AORI Ⅱ 型，干骺端骨质有破坏，累及一侧干骺端，股骨侧为 F2A 型，胫骨侧为 T2A 型，累及双侧干骺端，股骨侧为 F2B 型，胫骨侧为 T2B 型，包括非包容性缺损，深度 < 20 mm，可用金属垫块修复；AORI Ⅲ 型，干骺端骨质缺损，侧副韧带或髌韧带附着点缺如，股骨侧为 F3 型，胫骨侧为 T3 型，缺损会导致股骨髁或平台失稳，过去常采取结构性植骨治疗，近年来大尺寸的金属垫块与假体配合使用，成为主要的治疗方法。本例患者胫骨侧骨缺损为 AORI T3 型。

病例点评

随着膝关节初次置换数量增多，翻修病例也越来越多。翻修手术耗时长，手术难度大，术后功能较初次手术差，并发症较多，要做好充分的术前准备。翻修手术前，明确翻修的原因很重要，膝关节假体松动是膝关节翻修的常见原因之一。临床上首先要判断松动原因是感染还是无菌性松动，根据患者的病史、化验、术

笔记

前穿刺结果等可初步判断。翻修手术基本遵循以下步骤：①重建平台；②重建膝关节屈曲位下的稳定；③重建膝关节伸直位下的稳定。手术要恢复膝关节线，关节线水平距离股骨外上髁约25 mm，距离内上髁约30 mm，术中可通过测量髌骨下级一横指或腓骨小头上方一横指来确认。术中对骨缺损的处理也是个难点，这要求术前通过X线、CT检查等预先评估骨缺损，准备要充分，包括同种异体骨、各种垫块、螺钉、TM cone等。术中在取假体、去除骨水泥等过程中就要注意尽量保护骨量。术中还要判断周围韧带功能，翻修手术尽量选择限制性较小的假体，但对于韧带功能不全的患者，要使用限制性假体。本例患者主要是胫骨侧骨缺损严重，TM cone修补后使用延长杆，其周围韧带功能良好，股骨侧骨缺损不严重，故股骨侧选择普通假体。

013　膝关节置换术后假体周围感染 1 例

病历摘要

患者，女性，68 岁。双膝关节置换术后感染旷置术后 4 月余。

[现病史]　患者 13 年前因双膝骨关节炎在我院行双膝关节置换术，术后效果良好。1 年前患者出现双膝关节疼痛，逐渐加重。4 个月前在我院确诊为"双膝关节置换术后假体周围感染"，在我科分期行双膝关节旷置术。术后给予抗感染治疗。现患者经化验血常规、ESR、CRP 正常，伤口愈合良好，以"双膝关节假体周围感染旷置术后"收住我科。

[入院查体]　双膝皮温正常，伤口愈合良好。左膝 0° ～ 90°，右膝 0° ～ 100°。双股四头肌肌力 V 级，双下肢感觉、血运良好（图 13-1）。

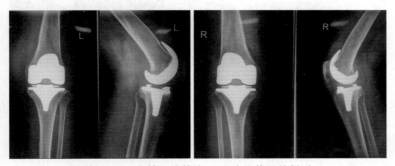

图 13-1　术前 X 线检查示双膝关节假体松动

[术前化验]　降钙素原 0.02 ng/mL，CRP 2.2 mg/L，ESR 15 mm/h。

[治疗与转归]　入院完善相关检查后于腰麻下分期行双膝人工关节翻修术。先行左膝翻修，术中留取关节液及肉芽组织做细

菌培养，取下骨水泥间隔器，术中发现股骨及胫骨干骺端存在骨缺损（AORI 2A 型），给予垫块、螺钉修复骨缺损，假体选择限制性假体 LCCK。1 周后同法行右膝关节翻修。术后给予抗感染、预防血栓治疗及康复锻炼。术后细菌培养阴性。目前随访患者双膝关节功能良好（图 13-2、图 13-3）。

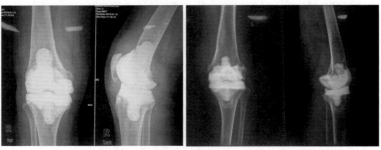

图 13-2　旷置术后 X 线检查示双膝关节骨水泥间隔器在位

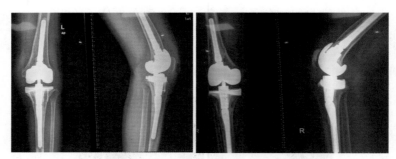

图 13-3　双膝关节翻修术后 X 线检查示假体位置良好

病例分析

　　关节置换术后假体周围感染被认为是关节置换术后"灾难性"的并发症，发生率为 1.5% ～ 2.5%，如何准确地早期诊断与治疗是目前研究的热点。美国骨肌系统感染协会提出的诊断的主要标准"独立的 2 处假体周围组织培养可见相同病原菌和存在渗液的窦道"中，只要满足其中 1 条即可诊断，次要标准"ESR 和 CRP 升高、关节液 WBC 计数升高、关节液中性粒细胞百分比升高、关节内可见脓液、假体周围组织病检提示中性粒细胞增加、单次的假体周围组织培养阳性"中，满足其中 4 项可诊断。临床上对疑似感染病例首先行化验检查，如果 ESR 和 CRP 升高，则需要进一步行关节穿刺检查。

　　本例患者双膝关节置换术后 13 年，双膝关节均出现窦道。经关节穿刺抽取关节液做细菌培养，培养 7 天，结果报告培养细菌为"布氏杆菌"，结合患者既往家中有过养羊史，明确诊断。治疗给予口服多西环素＋利福平，并分期给予膝关节旷置。术后继续使用抗菌药物对症治疗。旷置术后 4 个月，患者经多次化验检查 ESR 和 CRP 正常，遂给予分期行膝关节翻修术。

病例点评

　　假体周围感染是膝关节翻修的主要原因之一。初次手术要注意控制感染的危险因素，如糖尿病、营养不良、吸烟等，并采取相应的措施。关节腔穿刺仍是诊断假体周围感染的主要依据，但目前细菌培养的阳性率均不是很高，而且对于一些特殊细菌的培养，需要适当延长培养时间。本例患者感染的细菌为"布氏杆菌"，普通培养 3 天左右未发现细菌，而延长培养到第 7 天才发现细菌。因此，临床上要注意提高细菌培养阳性率的一些方法，如采用血培养基、延长培养时间、培养前停止使用抗菌药物 2 周等方法。

　　TKA 术后感染有多项处理措施。

　　（1）单纯抗菌药物治疗。只有极少数情况下适合采用抗菌药物抑制疗法，如存在手术禁忌证、低毒性致病菌感染、对口服抗菌药物敏感、假体无松动等。抗菌药物抑制疗法需长期使用，容易产生细菌耐药、广泛感染及败血症，多关节置换患者不适用。

（2）保留假体清创。主要适用于术后早期（＜4周）的急性感染和术后急性血源性感染（术后＞4周）的患者，症状出现到确诊时间小于2～4周，假体稳定且功能良好。

（3）假体取出关节切除成形术。关节切除成形术常作为一期清创假体取出和二期翻修重新置入假体之间的一个步骤，极少数病例需要将该术式作为终止性手术。

（4）关节融合术。常作为翻修手术失败后的补救措施。

（5）一期关节翻修。术前培养出致病菌，有敏感抗菌药物，手术条件允许，可以行一期翻修。

（6）二期关节翻修。目前二期关节翻修仍是治疗 TKA 术后感染最常用的方案。一期手术彻底清除所有异物，安置骨水泥间隔器。此例患者术中采用的是关节型间隔器，优点是可维持关节屈伸活动，减少软组织挛缩，保存了骨量，有利于二次翻修手术。关于两次手术的间隔期，大多数主张一期清创后使用抗菌药物6周，也有报道间隔期缩短到4周。我们在临床实践中间隔期一般是3个月以上，抗菌药物使用6周后，间隔2～4周以上再复查 ESR、CRP 等指标，至少连续2次 CRP 显示正常，ESR 正常或趋于正常，患者伤口愈合良好，一般营养状况良好，无其他部位感染，再考虑二次翻修。翻修手术要根据膝关节骨缺损及周围韧带的情况选择不同的假体，以及修复骨缺损的材料，如同种异体骨、螺钉、垫块、TM cone 或 sleeves 等。

（7）截肢术。一旦反复二期翻修也不能有效控制感染，若患者肢体功能恢复可能性低或患者免疫功能低下、全身状况欠佳无法耐受多次手术，可考虑截肢等挽救措施。

014 膝关节置换术后膝关节僵直 1 例

病历摘要

患者，男性，75 岁。右膝关节置换术后疼痛 1 年。

[现病史] 患者 1 年前因右膝骨关节炎于当地医院行右膝人工关节置换术。术后患者右膝关节疼痛，逐渐出现屈伸活动障碍。予以理疗、止痛等对症治疗，效果差。

[入院诊断] 右膝关节置换术后膝关节僵直，考虑假体松动（图 14-1、图 14-2）。

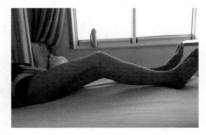

图 14-1　术前大体照片显示右膝关节屈曲畸形

[入院查体] 右膝关节屈曲 30° 畸形，右侧股四头肌轻度萎缩，肌力 Ⅳ 级。右膝关节活动度 30° ～ 80°。右膝内翻、外翻应力试验（－）。右下肢感觉、血运良好。

[术前化验] 降钙素原 0.21 ng/mL，CRP ＜ 3.13 mg/L，ESR 27.0 mm/h。ECT 检查示右胫骨下端外侧缘骨质代谢异常活跃，考虑假体松动。

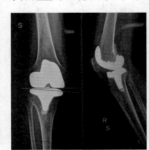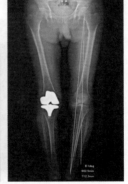

图 14-2　术前 X 线检查示右膝关节胫骨假体力线不良

[治疗与转归] 完善相关术前检查后，在腰麻下行右膝关节翻修术。手术沿原切口进入，可见大量增生组织，取关节液及肉芽组织做细菌培养。术中见髌骨体积较大，给予修薄。彻底清除

增生粘连组织，股四头肌彻底松解。松解完毕膝关节屈伸活动较前明显改善。术中检查胫骨平台假体内旋，遂决定完全翻修。去除平台假体，可见平台内侧塌陷，使用一垫块恢复内侧平台高度。假体选择 LCCK。术中检查膝关节屈伸活动 0°～100°，髌骨轨迹良好。术后给予止痛泵联合静脉及口服止痛药物治疗。术后第2 天拔除引流管，患者右膝主动活动 0°～95°（图 14-3）。术后细菌培养结果阴性，X 线检查示手术结果良好（图 14-4）。术后1 年随访，膝关节活动 0°～120°，患者步态良好。

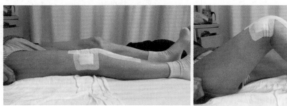
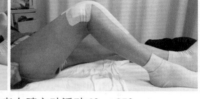

图 14-3　术后第 2 天患者右膝主动活动 0°～95°

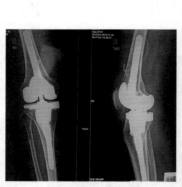
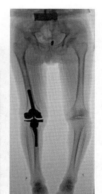

图 14-4　术后 X 线检查示胫骨平台内侧使用垫块修复骨缺损，假体力线良好

病例分析

　　TKA 的手术目标是缓解膝关节疼痛和功能重建，因此术后尽

可能恢复最大的屈伸活动度是非常必要的。导致 TKA 术后膝关节僵直的危险因素包括以下几种。

（1）术前因素：术前患者膝关节僵直、高体重指数、膝关节有过手术史，一些疾病如青少年类风湿关节炎、银屑病性关节炎、创伤性关节炎等容易导致术后僵直。

（2）术中因素：假体选择不当，假体力线不良，间隙不平衡，术中损伤髌腱等。

（3）术后因素：一些患者痛阈低、依从性差、术后不配合康复锻炼，止痛措施不当，也会导致患者术后康复锻炼不理想。文献报道关于僵直膝（stiff knee）有不同的定义，一般指膝关节屈曲活动 < 75°，和（或）屈曲挛缩 > 10°。对于本例患者，目前膝关节屈曲畸形为 30°，膝关节活动度为 50°，符合僵直膝的诊断。

关于僵直膝的治疗，术后早期发现膝关节屈伸功能受限的可选择麻醉下手法松解，但本例患者已术后 1 年，而且从术前 X 线检查分析，膝关节胫骨假体力线不良，结合 ECT 检查结果，不排除假体松动可能。另外患者自述从刚做完手术就开始出现疼痛，要警惕是否存在感染，但化验显示 ESR 和 CRP 均正常。为排除感染，术前又行膝关节穿刺，细菌培养结果阴性，排除感染，拟行膝关节翻修术。

病例点评

TKA 术后发生膝关节僵直是由多个因素导致的，治疗前要仔细分析其主要原因。对于术后 4 ～ 6 周以后发现的膝关节屈伸功能受限可选择手法松解，必要时在麻醉下行手法松解。对于术后 3 个月以上发现的患者，通常手法松解效果差，可行关节镜下松解或切开松解。当检查发现存在假体尺寸大小、旋转位置不当及力线不良等问题时，可行膝关节翻修手术。僵直膝的翻修手术显露难度大，术中要注意保护髌腱，股四头肌松解要充分。术后注意对患者进行止痛治疗，减轻患者对锻炼的恐惧。另外术后的康复锻炼要循序渐进、切忌暴力，防止伤口裂开或骨折，必要时请康复师协助锻炼。

015 膝关节置换术后膝关节假体松动 1 例

病历摘要

患者，男性，62 岁。右膝关节置换术后 31 年，疼痛跛行 7 年，加重 2 年。

[现病史] 患者 31 年前因右膝创伤性关节炎于我院行右膝人工关节置换术，术后功能良好。10 年前因外伤致右股骨远端骨折，给予牵引保守治疗 3 个月后骨愈合。7 年前开始出现右膝关节疼痛、跛行，逐渐发现右下肢短缩。2 年前出现右膝关节不稳，跛行加重。

[入院诊断] 右膝关节置换术后假体松动（图 15-1、图 15-2）。

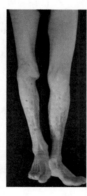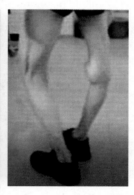

图 15-1 术前照片示右下肢短缩，肌肉萎缩，负重时右膝反屈畸形

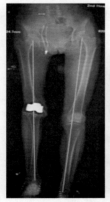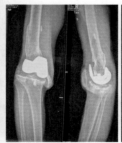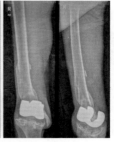

图 15-2 术前 X 线检查示假体松动，骨缺损

笔记

[入院查体]　右下肢肌肉萎缩，股四头肌肌力Ⅳ级。右下肢短缩约 6 cm。右膝活动度：过伸 20°，屈曲 40°，负重行走右膝反屈畸形明显。右膝关节内、外翻应力试验（+），各向松弛。右膝纵向牵拉可牵开间隙约 3 cm。右下肢感觉、血运良好。

[术前化验]　ESR 19.0 mm/h、CRP 4.1 mg/L、降钙素原0.2 ng/mL。

[治疗与转归]　完善相关术前检查后在腰麻下行右膝关节翻修术。手术沿原切口进入，取关节液及肉芽组织行细菌培养。术中见髌韧带挛缩，无法外翻。彻底清除增生组织，股四头肌松解。去除原假体，按肿瘤假体规格截骨，安置假体。术中检查膝关节屈伸活动 0°～90°，前后及内外侧向稳定，下肢较前延长约 4 cm。留置一根引流管，闭合伤口。术后第 2 天拔除引流管，下地活动。术后细菌培养阴性。嘱患者定制增高鞋垫纠正双下肢不等长。术后 X 线检查示假体位置良好（图 15-3）。术后 1 年随访，膝关节活动 0°～90°，膝关节稳定，无痛。

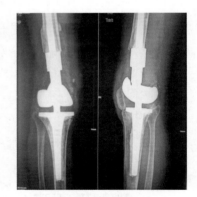

图 15-3　术后 X 线检查示假体位置良好

病例分析

本例患者第 1 次手术时间过久，未能查到相关病历。据患者回忆当时是由于外伤导致膝关节创伤性关节炎，疼痛及膝关节僵直，故行膝关节置换。术后患者膝关节功能良好，恢复正常工作。

笔记

10年前又因外伤导致骨折，骨折位于股骨远端，靠近假体，在当地医院因条件有限选择保守治疗，卧床3个月，患者自述下肢肌肉明显萎缩。从术前X线检查看，膝关节假体明显松动，股骨远端骨质萎缩，骨质疏松明显，胫骨平台假体下沉，骨量缺损巨大，髌骨低位。查体患者下肢短缩，一方面与股骨远端骨折后畸形愈合有关，另一方面也与膝关节假体周围骨量丢失有关。膝关节各向不稳定，也是骨量丢失后假体长期松动，导致韧带逐渐松弛所致。术前通过化验检查，排除感染。关于治疗有以下几种方案。

（1）膝关节融合。可以解决膝关节不稳定，但会加重下肢短缩，而且患者不愿意接受膝关节僵直，希望能保留一定的屈伸功能。

（2）膝关节翻修。此例患者如果行翻修手术，主要考虑的是大段的骨缺损如何处理。从X线检查看，去除股骨远端假体后，远端至少还有2～3 cm的骨质质量较差，术中需截掉，常用的限制性假体（如CCK、旋转铰链膝）无法满足对股骨远端骨缺损的重建，因此只能选择定制肿瘤假体（图15-4）。

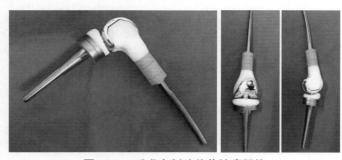

图15-4　手术定制膝关节肿瘤假体

病例点评

本例患者是一个复杂病例，同时存在膝关节骨缺损、韧带功能障碍、下肢短缩及膝关节反屈畸形。究其原因与患者出现症状后未能及早就医，造成假体长期松动有关。本例患者初次置换的假体在出现症状之前已使用24年，所以出现疼痛应该是假体松动的早期表现，但患者因为经济等原因未能及时就诊治疗，松动又持续了7年，加上股骨远端骨折导致肢体短缩、骨质疏松等因素，最终导致骨量大量丢失，韧带功能障碍。因此我们在临床上如果遇到患者膝关节假体出现松动，虽然早期症状不是很严重，还是要建议患者做好定期随访、尽早翻修，避免长期松动造成大量骨溶解，给翻修手术造成困难。膝关节翻修手术所用假体要根据膝关节骨缺损及韧带功能来判断选择，尽量选择限制性较小的假体，因为假体限制性越大，假体－骨－骨水泥之间的应力越大，发生松动的可能性越大，影响假体使用年限。但对于此例患者，受膝关节大段骨缺损及韧带功能的影响，我们选择使用肿瘤假体，术后效果良好。

第二章
运动医学疾病

第一节
膝关节

016 外侧半月板损伤 1 例

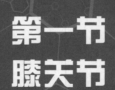 病历摘要

患者，女性，50 岁。

[现病史] 患者 1 年前下台阶时扭伤致右膝关节疼痛、肿胀，休息 2 周后好转。此后活动过多时及上下楼梯时加重，休息后可好转。10 个月前就诊于当地医院，行磁共振成像 MRI 检查示右膝关节外侧半月板前角损伤，未予治疗。现行走过多及上下楼梯时疼痛明显加重，膝关节肿胀，伸膝轻度受限，影响生活，来我院就诊。

[入院查体] 右膝股四头肌轻度萎缩，浮髌试验（＋），外

侧关节间隙压痛（＋），麦氏征（＋），过伸试验（＋），膝关节屈伸活动范围 3°～130°，余检查无阳性体征。右膝 MRI 检查示右膝外侧半月板前角损伤（图 16-1）。

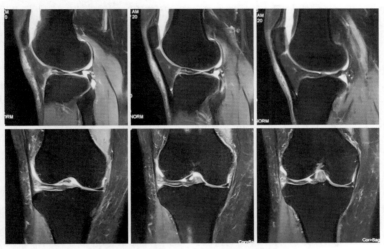

图 16-1　MRI 检查示外侧半月板损伤

[治疗与转归]　行右膝关节镜检（图 16-2）、外侧半月板部分切除术。术后次日患者下地行走，术前的疼痛感消失。术后 1 个月来院复查，症状完全消失，膝关节活动自如，恢复正常日常活动。

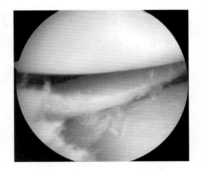

图 16-2　镜下示外侧半月板水平撕裂

📋 病例分析

半月板是位于股骨髁与胫骨平台之间的纤维软骨组织，呈新月形。半月板的主要作用是填充关节间隙、传递胫骨关节面的接触应力、减少震动、增加关节的稳定性、辅助关节的平移运动，半月板覆盖了膝关节内接触区域的 70%。外侧半月板呈"O"形，前角位于前交叉韧带前方，后角止于外侧髁间嵴后方。内侧半月板前角与外侧半月板前角通过膝横韧带相连。外侧半月板前后角基本等宽，内侧半月板由前向后逐渐增宽，周边经半月板股骨韧带和半月板胫骨韧带附着于胫骨和股骨。外侧半月板后方有腘肌腱通过，形成腘肌腱裂孔，此处活动度较大。

半月板血运差，根据其血供分为三个区：①红区，位于周围边外 1/3，血供好，愈合能力强；②红白区，位于中 1/3，血供及愈合能力较红区弱；③白区，位于内 1/3，血供及愈合能力最弱。

半月板损伤与其解剖特点和生物力学特性有关，多由膝关节突然活动时造成半月板的矛盾运动引起。膝关节屈伸时，半月板上表面相对于股骨髁会向前后移动。膝关节旋转时，半月板下表面相对于胫骨进行旋转移动。如果膝关节在屈伸过程中同时进行旋转或内外翻，半月板须同时完成屈伸时的前后移动，又要进行旋转时的移动，还要进行内外翻运动，这就会造成矛盾运动，导致半月板挤压于股骨髁和胫骨平台之间，使之同时承受垂直应力和剪力，造成半月板撕裂。急性损伤常有外伤史，长期蹲位工作也会造成半月板的慢性损伤。

本例患者有外伤史，为下台阶扭伤，膝关节屈曲同时合并旋转所致。半月板根据撕裂的类型，可以分为纵裂、水平裂、横裂、斜裂、舌状撕裂、复合裂、退变样裂。半月板损伤后，最常见、最典型的症状为疼痛，尤其是上下楼梯时症状更明显。另外，膝关节肿胀、股四头肌萎缩也是本病常见的症状。打软腿、绞锁也常见于半月板损伤。半月板损伤的体征主要表现为关节间隙的压痛，常有固定的压痛部位。麦氏征、摇摆试验、过伸试验、过屈试验阳性也提示半月板损伤。本例患者外侧关节间隙压痛阳性、麦氏征阳性，符合半月板损伤的体征。过伸试验阳性，提示可能为前角损伤。

半月板损伤影像学诊断主要靠 MRI 诊断，敏感性高，假阳性率和假阴性率很低。正常半月板在 MRI 上矢状面表现为前后两个楔形的低信号影，外侧半月板的前、后角大小大致相等，如果信号或形态出现异常，均提示半月板损伤。冠状面上半月板前后角表现为较宽的低信号，体部为楔形低信号。半月板损伤的 MRI 表现分为 3 级，Ⅰ级半月板内片状或不规则高信号，不与关节面相连；Ⅱ级半月板内线状高信号，不与半月板的关节面相通；Ⅲ级半月板内线状高信号，与半月板关节面相通。Ⅲ级提示半月板撕裂。如果在髁间窝层面观察到两条后交叉韧带样信号影，称为"双后交叉韧带征"，提示半月板桶柄样撕裂。本例 MRI 检查示外侧半月板前角矢状面和冠状面都为Ⅲ级信号，提示外侧半月板损伤。

半月板损伤需要早期进行诊断和治疗，新鲜的半月板损伤愈合的可能性更大。如果治疗不及时，会引起继发的关节软骨损伤，而且有可能使某些可缝合的半月板撕裂裂口继续增大，边缘磨损及变性加重，最终导致不能缝合只能切除。位于红区的半月板纵裂血运丰富，可以选择缝合术，而小于 1 cm 的非全层纵裂可以保守治疗。本例为位于白区和红白区的斜裂，病程长，症状明显，影响患者正常生活，故选择关节镜下手术治疗。半月板损伤的手术方式包括半月板切除术、半月板缝合和半月板移植术。半月板切除术包括半月板部分切除术、半月板次全切除术和半月板全切术。半月板缝合技术包括由内向外缝合技术（inside-out）、由外向内缝合技术（outside-in）和全内缝合技术（all-inside）。本例患者术中关节镜下探查发现，半月板撕裂较大，质地差，且位于白区和红白区，缝合后愈合可能性小，故选择关节镜下半月板部分切除术，而且由于损伤后长时间未治疗，术中探查发现外侧胫骨平台软骨为2级损伤。

病例点评

（1）年轻患者的半月板损伤大多有外伤史，外伤后常伴有疼痛、绞锁等症状；年纪较大的患者可能由退变损伤引起，常无明确外伤史，如出现固定位置的疼痛、绞锁，也应该考虑到半月板损伤。

（2）半月板撕裂建议及时治疗，否则有可能出现继发损伤。该患者在术后1年进行治疗时，已非常遗憾地发现继发性软骨损伤，如果早期进行治疗，则可以避免出现软骨损伤。

（3）半月板撕裂的手术治疗原则：适合缝合的半月板尽量进行缝合，如果无法缝合，则只切除不稳定的引起症状的撕裂部分，尽可能多地保留正常半月板组织，尽量不进行半月板全切。本例患者不适合缝合，故进行部分切除术，并保留了尽可能多的半月板组织，降低由于半月板切除后关节退变的风险。

017 内侧半月板损伤 1 例

病历摘要

患者，男性，42 岁。

[现病史] 30 天前蹲下站起时扭伤右膝，顿感右膝关节不能伸直，不能屈曲。休息后症状消失。而后行走时感膝关节疼痛，间断绞锁，轻微活动后可解锁。3 天前就诊于我院门诊。

[入院查体] 膝关节无红肿，皮温正常，浮髌试验（－），麦氏征（＋），内侧关节间隙压痛（＋），外侧关节间隙压痛（－），前抽屉试验（－），Lachman 试验（－），后抽屉试验（－），膝关节活动范围正常，余检查无阳性体征。MRI 检查示右膝内侧半月板损伤（图 17-1）。

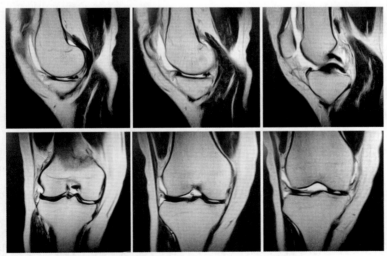

图 17-1 MRI 检查示右膝内侧半月板损伤

[治疗与转归] 行膝关节镜检查、内侧半月板缝合术。本例患者术中观察到内侧半月板桶柄样撕裂（图 17-2），裂口位于红区，

裂口较整齐，因此，我们采取半月板缝合的方法进行治疗，首先在外翻位以探钩将半月板复位，而后用刨削器将撕裂缘新鲜化，然后以全内缝合技术对半月板进行缝合，缝合后再次探查半月板稳定性（图 17-3）。屈伸膝关节测试时，半月板稳定。将半月板缝合以后，要求患肢 6 周以内禁止负重，避免缝合处因较大应力引起再撕裂及不愈合。术后 3 个月复查时，患者行走自如，疼痛及绞锁症状均消失。

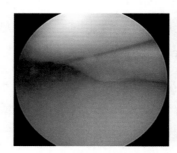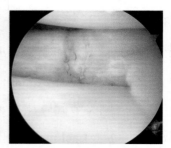

图 17-2　镜下见内侧半月　　　图 17-3　镜下将桶柄样撕裂
　　　板损伤桶柄样撕裂　　　　　　　复位并缝合

病例分析

　　内侧半月板呈"C"形，前角止于前交叉韧带前方，后角止于后交叉韧带前方，周边由冠状韧带固定于胫骨缘，与外侧半月板前角通过膝横韧带相连。内侧半月板由前向后逐渐增宽，周围与关节囊连续。

　　本例患者有绞锁症状，膝关节绞锁原因主要有 3 种。①半月板撕裂：撕裂的半月板卡于髁间窝，导致伸直受限，屈曲受限。②交叉韧带断裂：断裂的交叉韧带残端卡于髁间窝，导致膝关节屈伸受限。③游离体：游离体卡于髁间窝或关节间隙，导致膝关节屈伸受限，此多为老年人绞锁的原因，大多无明显外伤史。

　　本例患者年轻，有外伤史，且外伤暴力轻微，基本排除游离体和交叉韧带断裂，有可能由撕裂的半月板卡于髁间窝引起。查

笔记

体显示患者内侧关节间隙压痛（＋），麦氏征（＋），抽屉试验（－），提示为内侧半月板损伤。由于内侧半月板由前向后逐渐增宽，MRI 也表现为内侧半月板后角较前角大。本例患者 MRI 可见内侧半月板高信号，矢状位上出现"双后交叉韧带征"，即在髁间窝层面可以观察到两条接近平行的后交叉韧带，在冠状位上髁间窝内可见撕裂翻起的半月板信号，提示本例为内侧半月板桶柄样裂。半月板桶柄样裂为纵裂的一种特殊类型，这种纵裂的裂口较大，破裂的部分翻起后，类似于桶柄，因而得名。这种半月板撕裂如果位于红区，是半月板缝合的良好指征。

📋 病例点评

国外报道内侧半月板损伤发生率为外侧半月板损伤的 4 ～ 5 倍，而国内报道外侧半月板损伤发生率为内侧半月板损伤的 2.5 倍。年轻人的半月板损伤大多有明确的外伤史，而 40 岁以上的患者有可能为退变所致。半月板撕裂的早期治疗很重要，与上一例外侧半月板损伤患者（病例 016）相比，本例患者未出现明显股四头肌萎缩，这都与其病程较短有关。而且由于及时就诊，破裂的半月板质地尚佳，具备半月板缝合的条件，因此可以保留原有的半月板组织，避免了因半月板切除造成的退变加速。所以，半月板损伤的患者强调早期治疗。

进行半月板缝合时，要注意以下几点。①半月板裂口的新鲜化，新鲜化良好的破裂愈合率高。②尽量采用垂直褥式缝合的方法，与水平缝合相比，强度高，稳定性好，不易再撕裂。③缝合后要注意术中检测，保证缝合后屈伸膝关节时半月板有良好的稳定性。半月板愈合一般需要 4 ～ 6 周，缝合以后要严格遵守 6 周禁止负重，否则有可能造成半月板不愈合和再撕裂。

018　盘状半月板损伤 1 例

病历摘要

患者，女性，15 岁。

[现病史]　患者 3 个月前跳远时扭伤左膝，顿感左膝关节不能伸直，不能屈曲。休息后症状消失。而后行走时，间断感膝关节疼痛，间断绞锁，轻微活动后可解锁。3 天前就诊于我院门诊。

[入院查体]　膝关节无红肿，皮温正常，浮髌试验（-），麦氏征（+），外侧关节间隙压痛（+），可及弹响和弹跳，前抽屉试验（-），Lachman 试验（-），后抽屉试验（-），膝关节活动范围正常，余检查无阳性体征。MRI 检查示左膝外侧盘状半月板损伤（图 18-1）。

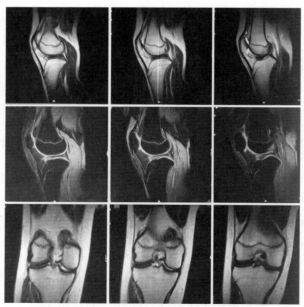

图 18-1　MRI 检查示左膝外侧盘状半月板损伤

[治疗与转归]　行膝关节镜检查（图 18-2）、外侧盘状半月板全切除术。术后 3 个月复查时，患者无明显不适，行走自如。

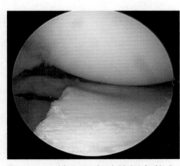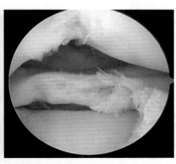

图 18-2　镜下见左膝外侧盘状半月板体部后角水平撕裂，前角横裂

病例分析

　　盘状半月板是一种特殊形状的半月板，比正常半月板增厚、增宽，属于解剖学变异，这种半月板更容易发生损伤。盘状半月板发生的原因尚不清楚，目前主要有先天性和后天性两种学说。先天性学说认为所有半月板胚胎早期均为盘状，在发育过程中，其中心被吸收形成正常形状的半月板，如果由于某些原因没有吸收或吸收不完全，就表现为盘状半月板。后天性学说认为半月板是后天磨损造成增生肥厚从而形成盘状。文献报道盘状半月板的发病率差异较大。亚洲人的发病率较其他人种要高，男性多于女性，为（2～7）∶1，多为青壮年，左右膝发病率接近，常见双侧同时发病，多见于外侧，内侧罕见。

　　盘状半月板目前常用的分型为 Watanabe 分型，根据关节镜下观察将其分为三型：①完全型，盘状半月板完全覆盖整个胫骨平台，有正常的胫骨止点；②不完全型，盘状半月板覆盖部分胫骨平台，有正常的胫骨止点；③ Wrisberg 型，盘状半月板后角缺乏胫骨止点，仅有增粗的 Wrisberg 韧带与之连接，这种半月板最不稳定。盘状半月板将股骨髁与胫骨平台完全分隔开来，不能起到正常半月板的楔形填充作用。当膝关节伸屈及旋转运动时，盘状软骨的股胫面分别随股骨髁和胫骨平台运动，两者为反常运动，对盘状半月板造成剪切力，容易导致水平裂，这也是盘状半月板

笔记

71

最常见的撕裂类型。盘状半月板最常见的症状是弹响和弹跳。轻微外力就有可能引起盘状半月板撕裂，进而有可能引起疼痛和屈伸受限，也有可能引起原有弹响和弹跳消失。

X线检查显示以下征象提示有盘状半月板：外侧股骨髁扁平、外侧髁间棘低平、腓骨头高位、外侧胫骨平台杯口样变、外侧关节间隙增宽。目前主要靠 MRI 诊断盘状半月板，矢状位上半月板前后角相连称为"领结征"，层厚 5 mm 时，连续 3 层及以上观察到"领结征"，提示为盘状半月板。冠状面上在体部层面，可观察到体部增厚、增宽。如果在盘状半月板中观察到高信号，提示半月板损伤。无症状的盘状半月板损伤可以观察，有症状的盘状半月板损伤需要手术治疗，目前常用的手术方法有盘状半月板成形、盘状半月板次全切除和盘状半月板全切术。根据其破裂类型、程度和范围，选择相应的手术方式。本例患者半月板损伤严重，无法保留，所以行全切术。盘状半月板切除后因外侧关节间隙空虚，部分患者有不适和不稳感，1 ～ 3 个月后可适应。

病例点评

（1）盘状半月板损伤可有外伤史，也可无外伤史，由长期反常运动导致撕裂。

（2）年轻患者如有外侧关节间隙弹响或弹跳，首先要考虑盘状半月板。如原有弹响或弹跳消失，要考虑盘状半月板撕裂。

（3）对于 Wrisberg 韧带型和后角滑膜缘撕裂的盘状半月板，由于不稳定，一般行全切除术。

对于达滑膜缘的水平撕裂或广泛撕裂靠近腘肌腱裂孔的盘状半月板损伤，一般不能保留正常半月板的形状，可行次全切除术。对于撕裂范围较小且切除破裂部分后，剩余部分仍可修整为正常的半月板形状者，一般行盘状半月板成形术，且需要将半月板的边缘修整为楔形，以匹配股骨髁与胫骨平台关节面。

019　前交叉韧带损伤 1 例

病历摘要

患者，男性，22 岁。

[现病史]　患者半年前打球跳起后落地时扭伤右膝后摔倒，当时闻及关节内"啪"响声，而后感膝关节疼痛难忍，不能自行站立。次日出现膝关节肿胀、疼痛，屈伸活动时疼痛加重。约 10 天后症状缓解，可自主行走，恢复正常生活。但行走时感膝关节酸困无力，行走约 2 千米后出现疼痛，间断出现肿胀，急转急停受限。1 周前再次扭伤，就诊于我院门诊。

[入院查体]　右膝关节无红肿，皮温正常，股四头肌轻度萎缩，髌上 10 cm 处较对侧周径减少 3 cm，浮髌试验（－），麦氏征（＋），前抽屉试验（＋），Lachman 试验（＋），后抽屉试验（－），轴移试验（＋）。膝关节活动范围正常，余检查无阳性体征。MRI 检查示右膝前交叉韧带损伤（图 19-1）。

[治疗与转归]　行膝关节镜检查（图 19-2）、前交叉韧带重建术。股骨侧采用悬吊钢板，胫骨侧采用可吸收界面螺钉和门钉。术后 X 线检查显示手术效果良好（图 19-3）术后给予可调节角度支具固定，指导患者进行股四头肌肌力锻炼及膝关节伸屈练习，恢复效果满意。术后 3 个月复查时，患者无明显不适，前抽屉试验及 Lachman 试验均为阴性。术后 6 个月时，患者初步恢复体育锻炼，无关节不稳、疼痛、肿胀等症状。1 年后患者恢复篮球体育运动，无关节不稳，急转急停正常。术后 18 个月复查 MRI 示韧带走行良好（图 19-4）。取出门钉时同时进行二次镜检，镜下见移植物已韧带化，表面有少量滑膜覆盖，探查张力正常（图 19-5）。

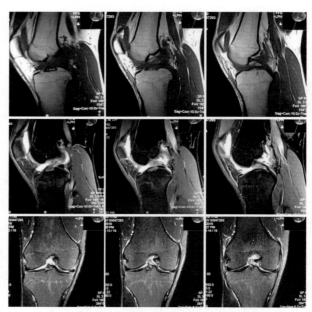

图 19-1　MRI 检查示右膝前交叉韧带损伤

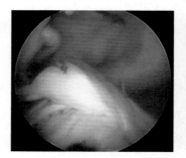

图 19-2　镜下显示右膝前
交叉韧带断裂

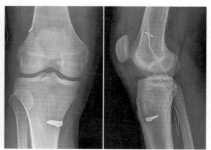

图 19-3　右膝前交叉韧带重建术后
膝关节正位、侧位 X 线检查

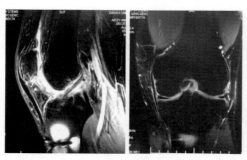

图 19-4　右膝前交叉韧带术后
复查（18 个月）

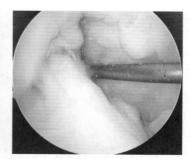

图 19-5　右膝前交叉韧带术
后二次镜检（18 个月）

笔记

病例分析

1. 膝关节前交叉韧带（anterior cruciate ligament，ACL），也称前十字韧带，与后交叉韧带呈十字形交叉状，主要功能是限制胫骨前移。前交叉韧带起于胫骨内侧髁间棘的前外侧，止于股骨外髁内侧面的后部，前方与外侧半月板前角相连，呈60°斜行向后上外侧，其纤维相互交织，没有明确的分束。Girgis 根据前交叉韧带纤维在胫骨附着点的位置，将其分为前内侧束和后外侧束。前内侧束主要维持膝关节屈曲位的前直向稳定性，后外侧束主要维持膝关节的旋转稳定性和伸直位的前直向稳定性。前交叉韧带损伤是膝关节最常见的运动损伤之一。美国每年约有20万例前交叉韧带损伤病例，除运动损伤外，军事训练和交通意外也常造成前交叉韧带断裂。据报道，运动损伤中，3/4 为非接触性损伤，多见于膝关节屈曲外翻位损伤，还可见于膝关节过伸损伤和膝关节屈曲位支撑时大腿被撞导致股骨髁向后错动时。典型的前交叉韧带损伤发生在膝关节接近伸直位落地、突然减速或侧方转向时。可能的应力模式为胫骨受前向剪切力，膝关节外展同时胫骨内旋。有部分患者受伤时，可听到关节内有明显的断裂声或关节错动感。如果同时发生前交叉韧带损伤、内侧半月板损伤、MCL 损伤，称"O' Donoghue 三联征"。前交叉韧带损伤后，会迅速出现膝关节肿胀、疼痛、屈伸活动受限等症状，一般2～3周症状可以缓解。陈旧性前交叉韧带损伤的患者有膝关节不稳定感，尤其是急转急停时，因此会出现反复扭伤。

2. 本例患者具有典型的损伤机制和临床表现。打篮球跳起单腿落地时，突感膝关节疼痛，同时听到关节内断裂声，伤后早期出现肿胀，为前交叉韧带断裂时出血，10天后急性期炎性反应减轻，症状缓解；待转变为陈旧性损伤时，出现膝关节不稳，打软腿，不能急转急停，导致反复扭伤，这都是前交叉韧带损伤的典型特点。前交叉韧带损伤常用的查体方式有以下几种。①前抽屉试验：患者仰卧位，患肢放松，屈髋45°，屈膝90°，检查者双手握住胫骨上段，向前拉动小腿，如果胫骨平台相对于股骨明显前移，与健侧相比，向前移位大于5 mm，为前抽屉试验阳性，提示前交叉韧带断裂。②Lachman 试验：患者仰卧位，患肢放松，屈膝15°，检查者以对侧手握股骨远端外侧施加向后的力，同侧手握患肢胫骨上段内侧向前方用力，如果胫骨平台相对于股骨明显前移，与健侧相比，向前移位大于5 mm，为前抽屉试验阳性，提示前交叉韧带断裂。③轴移试验：内旋小腿并于膝关节处施加外翻力，缓慢屈曲膝关节，当屈膝到20°～30°时，可出现关节错动感和关节弹跳，提示前交叉韧带断裂，关节不稳定。轴移试验机制与受伤时基本一致，患者常由于恐惧，其膝关节难以放松，所以轴移试验在清醒患者的阳性率较低，但麻醉后经常可以引出。本例患者以上3种查体试验均为阳性，强烈支持前交叉韧带损伤。

3. 前交叉韧带损伤影像学诊断主要依靠 MRI 诊断，其敏感度和准确率可达95% 以上。

（1）前交叉韧带损伤 MRI 的直接征象有以下几种。①前交叉韧带信号中断不连续。②前交叉韧带肿胀、增粗，信号不均匀。③前交叉韧带走行异常，下垂或扭曲。④前交叉韧带消失。⑤前交叉韧带假瘤，韧带残端组织增生并被滑膜包裹呈瘤状，如果突出于前方则为"独眼征"。

（2）前交叉韧带损伤的间接征象有以下几种。①对吻征，前交叉韧带断裂时，胫骨向前方移位，胫骨后部撞击股骨髁前部，胫骨后方和股骨髁前方出现骨挫伤，称为"对吻征"。②Segond骨折，胫骨平台前外侧撕脱骨折，强烈提示前交叉韧带损伤。③关节积血，急性期前交叉韧带断裂时出血，MRI表现为关节积血。④前交叉韧带出现高信号，前交叉韧带信号紊乱，中央夹杂有较多高信号，需要与黏液性变、痛风结晶沉积等鉴别。⑤后交叉韧带弯曲角度异常。

如果出现前交叉韧带损伤直接征象，基本可以诊断前交叉韧带损伤。如果只出现前交叉韧带损伤间接征象，需要结合病史、体征和影像学检查诊断是否有前交叉韧带损伤。本例患者有前交叉韧带下垂、扭曲，无正常走行，可以诊断前交叉韧带损伤。前交叉韧带损伤也可以通过KT2000等仪器测量双膝胫骨前移差值来确定诊断。

4.前交叉韧带断裂一般需要进行手术治疗。目前关节镜下前交叉韧带重建是最常用的方法。常用的自体移植物有骨-髌腱-骨、髂胫束、腘绳肌腱、股四头肌腱、胫前肌腱、胫后肌腱等，也可用异体肌腱或人工韧带进行重建。自体腘绳肌腱近来被广泛使用，本例患者也选用了自体四股腘绳肌腱作为移植物，取材简单，副损伤小，不干扰伸膝装置和髌股关节。前交叉韧带重建较多使用的有单束重建和双束重建，文献报道两种方式在临床效果中并无明显差别。故本例患者使用了单束重建，以缩短手术时间和减少手术创伤。前交叉韧带重建的固定方式较多，如悬吊钢板、界面螺钉、门钉、cross-pin等，可以根据移植物的种类选择合适的固定方法。

📋 病例点评

（1）前交叉韧带损伤多有明确外伤史，如果伤时听到关节内响声而后出现膝关节肿胀，需要考虑到交叉韧带损伤。查体对诊断非常重要，对每例怀疑前交叉韧带损伤的患者，都要进行详细的查体。X线检查对诊断前交叉韧带损伤意义不大，但是如果出现 Segond 骨折，则高度提示前交叉韧带损伤。MRI 诊断准确率可达 95%，根据直接征象和间接征象，基本可以判定有无前交叉韧带损伤。

（2）前交叉韧带重建术的移植物目前多选用腘绳肌腱，这种移植物在骨道内进行的是腱骨愈合机制，相对于骨愈合，其愈合时间要长，基本愈合需要 3 个月左右，文献报道其塑型改建过程需要至少 1 年，所以早期康复时要注意其愈合规律。

（3）前交叉韧带重建术对骨道选择要求较高，只有正确的止点才能恢复前交叉韧带的功能。其胫骨骨道应位于前交叉韧带，起于胫骨内侧髁间棘的前外侧，外侧半月板前角延长线上，股骨骨道内口位于股骨外髁内侧壁住院医师嵴的后部，对于初学者需要注意勿将住院医师嵴误认为股骨外髁后壁。

（4）前交叉韧带单束重建和双束重建效果目前尚有争议，实验室研究发现双束重建可以更好地恢复膝关节的旋转稳定性，而临床研究结果各不相同，仍然需要进一步的研究。

020　后交叉韧带损伤 1 例

病历摘要

患者，男性，22 岁。

[现病史]　患者半年前踢球时不慎摔倒后跪倒在地，致右膝疼痛，当时未闻及关节内"啪"响声，但感膝关节疼痛难忍，被人扶起后送至当地医院行 X 线检查未见骨质异常，遂回家休息。次日出现膝关节肿胀、屈伸活动时仍疼痛难忍。约 7 天后症状缓解，10 天后慢慢恢复行走，恢复正常生活。但行走时感膝关节酸困无力，下台阶及下坡时感膝关节不稳，打软腿。再次就诊于我院门诊。

[入院查体]　右膝关节无红肿，皮温正常，股四头肌轻度萎缩，髌上 10 cm 处较对侧周径减少 2 cm，浮髌试验（－），麦氏征（－），前抽屉试验（－），Lachman 试验（－），塌陷征（＋），后抽屉试验（＋）。膝关节活动范围正常，余检查无阳性体征。MRI 检查示右膝后交叉韧带（posterior cruciate ligament，PCL）损伤（图 20-1）。

[治疗与转归]　行膝关节镜检查、后交叉韧带重建术。患者术后行 X 线检查示手术效果良好（图 20-2）。术后给予可调节角度支具固定，指导患者进行股四头肌肌力锻炼及膝关节伸屈练习，恢复效果满意。术后 3 个月复查时，后抽屉试验及塌陷试验均为阴性，无不稳感。半年后初步恢复体育锻炼。术后 12 个月复查时，患者无明显不适，行走自如，运动中无不稳定感，无打软腿现象。

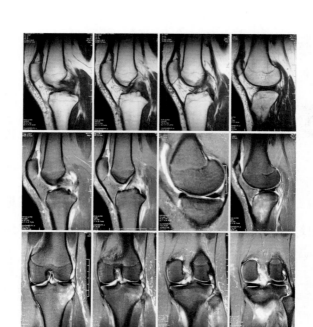

图 20-1　MRI 检查示右膝后交叉韧带损伤

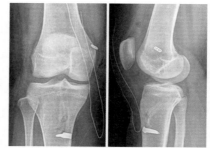

图 20-2　右膝后交叉韧带重建术后膝关节正位、侧位 X 线检查

病例分析

1. 后交叉韧带又称后十字韧带，与前交叉韧带呈十字形交叉状，主要功能是限制胫骨后移。后交叉韧带起于胫骨髁间棘的后方，止于股骨内髁外侧面的前部，由后外呈 70°～80° 斜行向前内，其纤维相互交织，没有明确的分束。后交叉韧带根据其在胫骨附

着点的位置，也可分为前外侧束和后内侧束。前外侧束屈膝时紧张，后内侧束伸膝时紧张。后交叉韧带损伤较前交叉韧带少见，可合并前交叉韧带损伤，一般为强大暴力所致。单独后交叉韧带损伤约占30%，70%合并其他韧带损伤。后交叉韧带损伤可见于运动损伤、交通意外等事故及外伤。典型的后交叉韧带损伤为膝关节屈曲时胫骨上段前方受到暴力，造成胫骨突然后移，引起后交叉韧带断裂。膝关节过伸暴力也可造成后交叉韧带断裂，如果暴力继续，会继而导致前交叉韧带损伤。受伤时，患者常可听到关节内撕裂声或感到撕裂感，膝关节剧烈疼痛、肿胀。如果后关节囊破裂，出血可蔓延至腘窝，小腿后方出现皮下淤斑。陈旧性后交叉韧带损伤可感觉到膝关节不稳，打软腿，与前交叉韧带损伤相反，后交叉韧带损伤的不稳是向后方不稳定。

2. 后交叉韧带损伤常用的查体方式有以下几种。①后抽屉试验：患者仰卧位，患肢放松，屈髋45°，屈膝90°，检查者双手握住胫骨上段，向后推动小腿，如果胫骨平台相对于股骨明显后移，为后抽屉试验阳性，提示后交叉韧带断裂。②塌陷征（sag sign）：与后抽屉试验体位相同，患者仰卧，屈髋、屈膝90°，如果胫骨近端向后下方塌陷，胫骨平台台阶感消失为阳性，提示后交叉韧带断裂。③塌陷试验（drop back test）：患者仰卧，屈髋90°，屈膝90°，检查者托住患者足踝部，观察双侧胫骨结节高度，如果胫骨结节向下塌陷，为阳性，提示后交叉韧带损伤。④拨号征（dial test）：患者俯卧，分别在屈膝30°和屈膝90°时，外旋双侧胫骨，观察胫骨相对于股骨的外旋。如果屈膝30°时，与对侧比较外旋增加超过10°，且有疼痛，但90°时对比不明显，考虑单纯后外角损伤。如果屈膝30°和90°时胫骨外旋均超过 10°，则提示后交叉韧带和后外侧角均受损伤。

本例患者后抽屉试验、"塌陷征"和塌陷试验均为阳性，提示后交叉韧带损伤。

3. 后交叉韧带损伤影像学诊断主要依靠 MRI 诊断，其敏感度和准确率可达 95% 以上。

（1）后交叉韧带损伤 MRI 的直接征象有以下几种：①后交叉韧带信号中断不连续；②后交叉韧带肿胀、增粗、变长，信号不均匀；③正常后交叉韧带矢状位上可见后交叉韧带有一弓形 135° 夹角，后交叉韧带损伤后此角度改变；④后交叉韧带走行异常、扭曲；⑤后交叉韧带消失。

（2）后交叉韧带损伤的间接征象有以下几种：①骨水肿，后交叉韧带断裂时，胫骨向后方移位，胫骨前部撞击股骨髁后部，可出现胫骨前方或股骨髁后方骨挫伤；②内侧胫骨平台撕脱骨折，提示有可能合并后交叉韧带损伤；③后抽屉征，严重者可观察到胫骨相对于股骨髁后移，此情况较少见。

如果出现后交叉韧带损伤直接征象，基本可以诊断后交叉韧带损伤。如果只出现后交叉韧带损伤间接征象，需要认真鉴别是否有后交叉韧带损伤。结合病史、体征和影像学检查，基本可以诊断后交叉韧带损伤。本例患者后交叉韧带扭曲变长，失去正常走行，可以诊断为后交叉韧带损伤。

4. 后交叉韧带断裂一般需要进行手术治疗。目前关节镜下后交叉韧带重建是最常用的手术方法，常用的自体移植物有骨–髌腱–骨、髂胫束、腘绳肌腱、股四头肌腱、胫前肌腱、胫后肌腱等，也可用异体肌腱或人工韧带进行重建。本例患者选用了自体四股腘绳肌腱作为移植物，取材简单，副损伤小，不干扰伸膝装置和髌股关节。后交叉韧带重建的固定方式与前交叉韧带重建类似，有悬吊钢板、界面螺钉、门钉、cross-pin 等多种固定方式，可以根据移植物的种类选择合适的固定方法。本例患者股骨侧采用悬吊钢板，胫骨侧采用可吸收界面螺钉和门钉。

病例点评

（1）后交叉韧带强度大约为前交叉韧带的 2 倍，后交叉韧带损伤多有强大暴力外伤史，轻微暴力及非接触性运动较少导致后交叉韧带损伤。

（2）后抽屉试验查体时要先观察胫骨结节是否位于正常位置。部分患者后交叉韧带损伤后由于胫骨上段已处于向后塌陷位置，因此查体时后抽屉试验（－），前抽屉试验（＋），容易误诊为前交叉韧带损伤。

（3）后交叉韧带关节镜下重建术对手术技术要求较高，胫骨骨道必须足够靠后、靠下，位于胫骨平台后方斜坡处，如骨道位置偏前、偏上，则难以恢复后交叉韧带的正常位置和功能，术后仍然会有一定程度的膝关节后向不稳。

021 内侧副韧带损伤 1 例

病历摘要

患者，男性，38 岁。

[现病史] 患者 2 周前行走时右膝外侧被慢速行驶的电动自行车所撞，当即摔倒，感剧烈疼痛，不能站立。次日出现膝关节肿胀，遂就诊于当地医院，外翻应力位 X 线检查示膝关节内侧关节间隙增宽，MRI 检查示右膝关节内侧副韧带损伤。给予支具制动。而后就诊于我院。

[入院查体] 膝关节内侧肿胀，皮温正常，浮髌试验（ - ），前抽屉试验（ - ），后抽屉试验（ - ），Lachman 试验（ + ），轴移试验（ - ），外翻应力试验（ + ），内侧副韧带止点及走行区压痛（ + ），余检查无阳性体征。MRI 检查示右膝内侧副韧带损伤（图 21-1）。

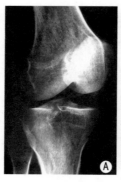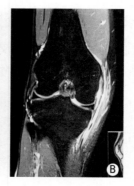

A：外翻应力位　　　　B：MRI 检查示
正位 X 线检查　　　　内侧副韧带损伤

图 21-1　右膝内侧副韧带损伤影像学表现

[治疗与转归] 行右膝内侧副韧带修复术。术中见内侧副韧

带及关节囊均撕裂，上下止点均有损伤，上止点较严重，遂于上下止点各采用1枚Twinfix固定，将内侧副韧带断端牢固缝合。术后行影像学检查示手术效果良好（图21-2）。3周后开始屈伸功能锻炼，术后3个月复查时，膝关节功能良好，外翻应力试验（−），无不适感，恢复满意，日常生活不受限，外翻应力位X线检查关节间隙恢复正常。术后6个月复查时，患者外翻应力试验（−），已恢复体力劳动，无不适感。

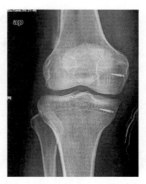

图21-2 右膝内侧副韧带损伤修复术后正位片

📋 病例分析

内侧副韧带损伤是膝关节韧带损伤中最常见的损伤，损伤多发生于膝关节轻度屈曲位时，因小腿强力外展或受到来自膝关节外侧的暴力而发生。内侧副韧带是限制膝关节外翻最重要的内侧结构。内侧副韧带损伤后主要表现为膝关节疼痛，特别是内侧疼痛。如损伤较轻只有部分断裂时，疼痛较轻；如果损伤很重致使内侧副韧带完全断裂，则出血和软组织反应都会较重，会引起膝关节内侧肿胀，疼痛剧烈，严重者患肢不能负重，有时可见皮下出血淤斑。内侧副韧带损伤的体格检查方法有以下几种。

（1）压痛：内侧副韧带走行区或止点区明显压痛，压痛位置基本可以确定损伤的位置。如股骨止点压痛强烈，则损伤处很可能位于股骨止点；如体部压痛强烈，则损伤处可能位于韧带体部；如胫骨止点压痛强烈，则损伤处可能位于胫骨止点。

（2）外翻应力试验：患者取仰卧位，髋关节伸直，膝关节分别在屈曲 30° 和屈曲 0° 位检查，检查者一手握住患肢的足踝部，用另一手的掌部在患膝的外侧施加外翻应力。如果膝关节外翻的活动度（即张口感）明显超出正常范围或对侧膝关节活动范围，则为阳性。一般认为，如果 30° 位有张口感而 0° 位无张口感，则说明单纯内侧副韧带断裂；如果 0° 和 30° 位都有张口感，则提示内侧副韧带和前交叉韧带完全断裂。

（3）空虚感：在内侧副韧带走行区或止点区有时可扪及空虚感，为韧带断裂后断端回缩引起，提示内侧副韧带断裂。

根据屈膝 30° 位外翻应力试验的结果，可以将内侧副韧带损伤分为三度。①Ⅰ度，仅有压痛，内侧关节间隙无明显张口感。②Ⅱ度，内侧关节间隙张口感＜ 5 mm。③Ⅲ度，内侧关节间隙张口感＞ 5 mm。

影像学检查主要靠外翻应力位 X 线正位片和 MRI 诊断。外翻应力位 X 线检查可见内侧关节间隙明显增宽。急性期对患者再次施加外翻应力，会增加患者疼痛，如必须行应力位 X 线检查，可以在麻醉下进行。MRI 显示内侧副韧带迂曲、有高信号混杂、连续性消失，皮下水肿，可以明确显示内侧副韧带断裂的位置。根据 MRI 影像学表现也可将内侧副韧带损伤进行分度，参考 Fetto 和 Marshall 的方法，将内侧副韧带损伤程度分为三度。①Ⅰ度，仅有很少量纤维的撕裂，MRI 表现为韧带增粗肿胀。②Ⅱ度，内侧副韧带浅层纤维完全断裂，MRI 表现为内侧副韧带内有高信号。③Ⅲ度，内侧副韧带深层和浅层都断裂，MRI 表现为在Ⅱ度损伤的基础上，韧带连续性中断，还有关节液外渗到内侧副韧带中。

Ⅰ度、Ⅱ度损伤的患者一般都可以保守治疗，石膏或支具制

笔记

动 4 ～ 6 周。Ⅲ度损伤的单纯内侧副韧带损伤，可以采取保守治疗，石膏或支具制动 4 ～ 6 周，也可以采用手术治疗。如果同时合并前交叉韧带损伤，则需要进行手术治疗，同时进行前交叉韧带重建和内侧副韧带修复。陈旧内侧副韧带断裂尤其是合并前交叉韧带损伤时，膝关节稳定性遭到严重破坏，只能进行手术治疗。本例患者为Ⅲ度损伤，未合并前交叉韧带损伤，采用手术治疗。

病例点评

（1）内侧副韧带损伤是最常见的膝关节韧带损伤，多见于外翻位损伤。如暴力在造成内侧副韧带断裂后仍然存在，会进一步造成前交叉韧带损伤。因此，内侧副韧带损伤时要同时检查前交叉韧带有无损伤，前交叉韧带损伤时也要同时检查内侧副韧带有无损伤。

（2）内侧副韧带损伤后如需手术治疗，尽量在伤后 2 周内进行。若为陈旧性损伤，断端回缩、质地变差，则很难进行修复，一般需要用其他移植物替代，因此，内侧副韧带损伤必须早期诊断和治疗。

（3）如果为陈旧性损伤，那么大多数需要进行内侧副韧带重建，重建的移植物有多种选择，根据情况选用腘绳肌腱、腓骨长肌腱、髂胫束、股四头肌腱、胫前肌腱、胫后肌腱等，一般多采用腘绳肌腱。重建时要注意韧带止点选择在等长点的位置，否则在膝关节屈伸过程中，有可能会出现张力不足，导致某个位置膝关节不稳定，加速骨关节炎发生。因此，内侧副韧带损伤应该早诊断、早治疗。

022　前交叉韧带重建术后翻修1例

病历摘要

患者，男性，49岁。扭伤致左膝关节疼痛、肿胀3周。

[现病史]　患者15年前外伤致左膝前交叉韧带损伤，在我院行前交叉韧带重建，术后膝关节功能良好。3周前因打篮球不慎扭伤左膝关节，当时肿痛明显。休息2周后无好转，行X线及MRI检查示左膝前交叉韧带损伤（图22-1、图22-2）。

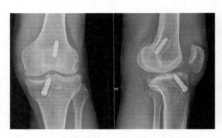 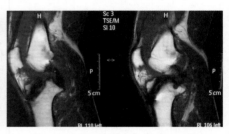

图22-1　术前X线检查示左膝前交叉　　　　图22-2　术前MRI检查示前交叉韧带
　　　　韧带重建术后，膝关节退行性改变　　　　　　　　损伤

[入院诊断]　左膝前交叉韧带损伤，左膝前交叉韧带重建术后。

[入院查体]　左膝关节肿胀，前抽屉试验（+），Lachman试验（+），后抽屉试验（−），轴移试验（−）。膝关节活动0°～120°。

[治疗与转归]　完善检查后于腰麻下行左膝关节镜检查及前交叉韧带重建翻修术。关节镜常规探查可见前交叉韧带于上止点处完全断裂，内侧股骨髁及胫骨平台软骨退变（Outerbridge Ⅱ级）（图22-3）。沿原切口切开，拧出胫骨固定螺钉，打磨骨壁，去

除硬化骨。术中测量胫骨骨道直径约 11 mm，原股骨骨道偏前，故保留原固定螺钉。在股骨外髁内侧壁 1 : 30 位置重新打道，取自体半腱肌、股薄肌肌腱修剪后对折，测量直径 9 mm。将肌腱依次从胫骨骨道、股骨骨道穿出，股骨侧采用带袢钢板固定，胫骨侧骨道从外口植入同种异体骨条填充缺损，拉紧后用可吸收螺钉固定，残端以门型钉加强固定。术中检查膝关节稳定，韧带与髁间窝无碰撞，固定良好。术后行 X 线检查示手术效果良好（图 22-4）。术后左膝关节支具固定。术后 2 周内膝关节伸直位固定，锻炼直腿抬高。2 周后膝关节逐渐开始屈曲锻炼，部分负重，4 周膝关节屈曲达 90°，6 周达 120°。术后 3 个月内佩戴支具保护。

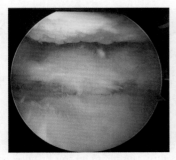

图 22-3 术中可见内侧股骨髁及胫骨平台软骨退变

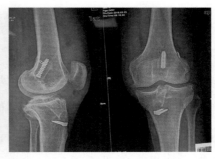

图 22-4 术后 X 线检查示左膝前交叉韧带翻修术后，原股骨侧螺钉保留

病例分析

本例患者 15 年前左膝前交叉韧带重建采用的移植物为自体骨–髌腱–骨，术后患者膝关节功能良好。本次为外伤后导致膝关节损伤，查体及 MRI 检查提示前交叉韧带断裂，患者膝关节有轻度退行性变，如果保守治疗，膝关节不稳会加剧关节退变，所以选择手术治疗。目前前交叉韧带翻修的手术有两种方式，一种是分期进行，先进行关节清理，术中行植骨修复原韧带重建造成的

骨缺损,待骨愈合后再进行二期重建。另一种是一期重建。术前分析患者 X 线检查,胫骨骨道有扩大,但直径< 15 mm,股骨骨道位置偏前,不影响在其后下方重建骨道。因此手术选择一期重建。

翻修移植物的选择有同种异体肌腱、人工韧带及自体半腱肌、股薄肌肌腱。同种异体肌腱、人工韧带价格昂贵,而且同种异体肌腱还存在疾病传播的风险。该患者体格健壮,考虑其半腱肌、股薄肌肌腱较发达,直径能满足重建需要。与患者沟通后,选择取自体肌腱。

病例点评

随着前交叉韧带等韧带重建数量的增多,翻修的病例也逐渐增多。常见的翻修原因包括手术技术失败,如隧道定位错误、韧带与髁间窝撞击、内固定失效、移植物与隧道不愈合、创伤等。本例患者术前有明确的外伤史。翻修术前要明确患者上次手术的移植物、固定方式。常用的移植物包括自体组织、异体组织、人工韧带。如果上次手术采用自体半腱肌、股薄肌肌腱,翻修手术不建议采用自体骨 – 髌腱 – 骨。

本例患者初次手术采用的是骨 – 髌腱 – 骨,则翻修时可选择的移植物种类较多。选择自体半腱肌、股薄肌肌腱的优点是与骨愈合效果好、无疾病传播风险、经济。但通常自体半腱肌、股薄肌肌腱的直径小于标准的骨 – 髌腱 – 骨。术前要判断骨道的直径,如果过大(> 15 mm),则需要行分期手术,先行骨缺损修补,二期再进行重建。对于骨道直径不是过大的,可考虑术中一期植骨。对于影响再次打道的原内植物要去除,术前需要准备相应的改锥,不影响的可予保留。本例患者原股骨侧螺钉给予保留,胫骨侧骨道给予植骨治疗。

023　多韧带损伤 1 例

病历摘要

患者，男性，45 岁。

[现病史]　患者 5 天前被中速行驶的汽车于外侧撞伤右膝。当即摔倒，感剧烈疼痛，不能站立。而后出现膝关节肿胀，遂就诊于当地医院，行 X 线检查未见骨质异常，行 MRI 检查示右膝关节前交叉韧带、后交叉韧带及内侧副韧带损伤。给予支具制动。而后就诊于我院。

[入院查体]　膝关节明显肿胀，可见大量皮下淤斑，浮髌试验（＋），内侧关节间隙压痛（＋），外侧关节间隙压痛（＋），麦氏征（＋），前抽屉试验（＋），后抽屉试验（＋），Lachman 试验（＋），轴移试验（＋），外翻应力试验（＋），膝关节活动范围因疼痛拒查，余检查无阳性体征。MRI 检查示右膝前交叉韧带、后交叉韧带及内侧副韧带损伤（图 23-1）。

[治疗与转归]　膝关节镜检查后行前交叉韧带、后交叉韧带及内侧副韧带修复术 ＋ 内侧半月板部分切除术 ＋ 外侧半月板缝合术。术后行 X 线检查示手术效果良好（图 23-2）。给予支具伸直位固定 2 周后，指导患者进行股四头肌肌力锻炼及膝关节伸屈练习，术后 3 个月复查时，患者恢复正常行走。术后半年时恢复满意，前抽屉试验、后抽屉试验、外翻应力试验均为阴性，患者无不适，行走自如，无打软腿、疼痛、肿胀等症状，日常生活及劳动不受限。

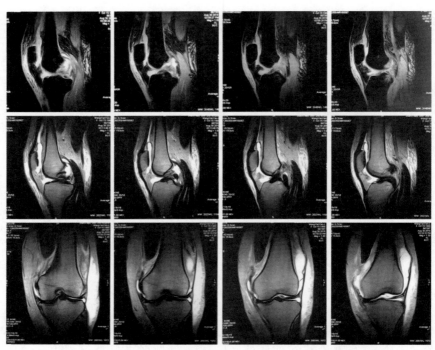

图 23-1　MRI 检查示右膝前交叉韧带、后交叉韧带及内侧副韧带损伤

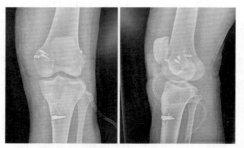

图 23-2　膝关节正侧位 X 线检查示右膝前交叉韧带、后交叉韧带及内侧副韧带重建术后

病例分析

　　多韧带损伤大多由强大暴力引起，一般由交通事故或工业事故引起。常见的多韧带损伤有前交叉韧带损伤合并后交叉韧带损

伤、前交叉韧带损伤合并内侧副韧带损伤、前交叉韧带损伤合并后交叉韧带损伤合并内侧副韧带损伤。前交叉韧带损伤合并后交叉韧带损伤合并内侧副韧带损伤合并外侧副韧带损伤少见，多由膝关节脱位引起，此时需注意观察有无合并血管神经损伤。前交叉韧带损伤常见查体方式有 Lachman 试验、前抽屉试验等（详见病例 019）。后交叉韧带损伤常见查体方式有塌陷征、后抽屉试验等（详见病例 020）。前交叉韧带与后交叉韧带同时损伤后，有些患者胫骨因后交叉韧带功能丧失而向后方塌陷，在此位置上后推胫骨不能继续向后方移动，因此有可能误认为后抽屉试验阴性而被漏诊。内侧副韧带损伤的诊断主要依靠压痛和外翻应力试验（详见病例 021）。多韧带损伤后，韧带损伤会造成关节腔积血，暴力会造成皮下软组织损伤。本例患者膝关节肿胀明显，皮下明显淤斑，浮髌试验（＋），前抽屉及后抽屉试验（＋），外翻应力试验（＋），因此初步考虑前交叉韧带、后交叉韧带和内侧副韧带损伤。再结合病史和 MRI，基本可以明确诊断。

多韧带断裂后一般需要手术治疗，保守治疗很难恢复膝关节的稳定性。多韧带修复手术时要考虑移植物的选择，常用的单侧自体腘绳肌腱只能满足一根韧带移植物的需求，可以根据情况选用骨 – 髌腱 – 骨、腓骨长肌腱、髂胫束、股四头肌腱、胫前肌腱、胫后肌腱等，必要时可选择健侧下肢的移植物，或使用人工韧带移植物。本例患者选用双下肢腘绳肌腱作为交叉韧带的移植物，因伤后不超过 2 周，故内侧副韧带可进行修复，未选用移植物材料。

病例点评

（1）多韧带损伤一般由强大暴力引起，诊断时不能忽略暴力引起的其他损伤，如皮下剥脱伤、血管损伤、神经损伤、深静脉血栓等。

（2）前交叉韧带、后交叉韧带同时重建术中，在置入移植物时，应首先置入后交叉韧带移植物，再置入前交叉韧带移植物，以免遮挡视野。

（3）前交叉韧带、后交叉韧带同时重建术中，在固定韧带时要注意在合适的张力下固定，否则会造成一条韧带张力过紧，一条韧带失效。

024　多韧带损伤（LARS 韧带重建）1 例

病历摘要

患者，男性，50 岁。交通事故伤致左膝关节疼痛、肿胀 2 周。

[现病史]　患者 2 周前骑车不慎被汽车撞倒，当时感左膝关节疼痛、肿胀，活动受限。在当地给予支具固定。行 MRI 检查示左膝前、后交叉韧带、内侧副韧带、内侧半月板损伤（图 24-1）。

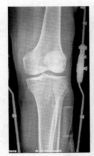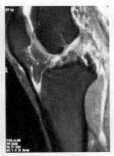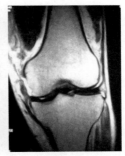

图 24-1　术前 X 线、MRI 检查示左膝前、后交叉韧带、内侧副韧带损伤

[入院查体]　左膝关节肿胀，前、后抽屉试验（ + ），Lachman 试验（ + ），外翻应力试验（ + ）。膝关节活动 0°～90°。左下肢感觉、血运良好。

[治疗与转归]　完善检查后于腰麻下行左膝关节镜检查，前、后交叉韧带重建，内侧副韧带修复，内侧半月板缝合术。选择 LARS（ligament advanced reinforcement system）人工韧带重建前、后交叉韧带（图 24-2）。术中探查内侧半月板损伤（纵裂），给予缝合。内侧副韧带于股骨止点处完全断裂，给予 2 枚带线锚钉修复（图 24-3）。术后 X 线检查示手术效果良好（图 24-4）。

术后伸直位支具固定 2 周，2 周内行踝泵及股四头肌收缩锻炼，2 周后开始膝关节屈曲锻炼。4 周左膝关节屈曲可达 90°，开始部分负重练习。6 周屈曲达 120°，开始完全负重练习。

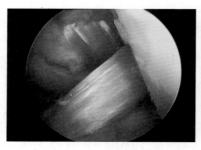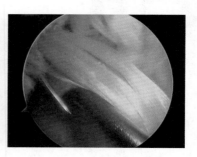

图 24-2　术中显示 LARS 重建前、后交叉韧带

图 24-3　股骨隧道逆行插入 1.5 mm 克氏针协助螺钉拧入

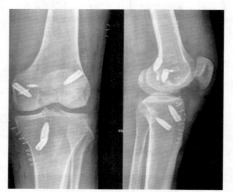

图 24-4　术后 X 线检查示左膝前、后交叉韧带重建，内侧副韧带修复

📋 病例分析

膝关节多韧带损伤是指膝关节 4 组韧带中 2 组以上韧带损伤，如果是 3 组以上韧带损伤，常是膝关节脱位所导致。膝关节多发韧带损伤常采用 Schenck 等提出的膝关节脱位多韧带损伤分型：KD-Ⅰ型，ACL 或 PCL 其中任意一条损伤；KD-Ⅱ型，

ACL+PCL 均损伤；KD-Ⅲ M 型，ACL+PCL+MCL 损伤；KD-Ⅲ L 型，ACL+PCL+（PLC/LCL）损伤；KD-Ⅳ 型，ACL+PCL+MCL+（PLC/LCL）全部损伤。本例患者为 KD-Ⅲ M 型。有研究显示，KD-Ⅲ型损伤患者常合并血管损伤，发生率为 32%（KD-Ⅲ M）和 25%（KD-Ⅲ L），提示在处理此类损伤时，首先要注意检查血管情况。本例患者术前行下肢血管超声检查，排除血管损伤。

目前对于膝关节多发韧带损伤的治疗，大多倾向于手术治疗。本例患者选择一期关节镜下前、后交叉韧带重建，内侧副韧带修复。

📋 病例点评

临床上膝关节脱位发生率为 0.001% ～ 0.003%。对膝关节多韧带损伤患者，如出现膝关节脱位，应于早期及时评估神经、血管损伤，同时早期复位膝关节，给予合理外固定，为进一步的治疗排除风险。对于急诊科收治的膝关节脱位患者，大多通过 X 线检查未能见到明显脱位征象，这是因为约 50% 脱位患者就诊时已复位。膝关节脱位患者常合并关节软骨、半月板、神经血管等损伤，临床接诊医师如果经验不足，很容易造成漏诊，导致严重后果。目前对于膝关节多发韧带损伤的治疗，大多倾向于手术治疗，但在手术时机、移植物选择等方面还存在争议。我们倾向于无手术禁忌证情况下，尽量一期修复。一期修复的优点在于可有效缩短住院时间，患者能尽早进行康复锻炼，而且对于侧副韧带的损伤，3 周内可进行缝合修复，如果超过 3 周则大多需要重建。对于移植物的选择，目前临床上常用的有自体肌腱、同种异体肌腱和人工韧带。与自体肌腱、同种异体肌腱相比，人工韧带避免了自体移植相关的供区并发症，也无疾病传播的风险，可以促进患者早期康复训练，近年来在膝关节多发韧带损伤中的应用逐渐增多。

　　LARS 韧带是法国公司生产的第四代人工韧带。其采用特殊的编织技术，具有很强的抗扭曲、抗疲劳性，而且模仿正常韧带纤维解剖设计，生物相容性好。使用 LARS 韧带，术中需要注意以下几点：①等长重建，要在尽量接近膝关节屈伸的等长点重建。②骨隧道的钻孔要尽量避免锐角，防止韧带切割。③关节内的韧带之间以及韧带和髁间窝尽量避免撞击。④必须使用 LARS 固定螺钉在关节外固定。⑤尽量保留韧带残端，以保留韧带的机械本体感受器，同时有利于胶原纤维长入。⑥最终要求 LARS 韧带的游离纤维处于关节腔内，可进入股骨端骨道 1 mm，减少骨道对韧带的磨损，促进愈合。⑦股骨隧道可通过内口逆行插入 1.5 mm 克氏针，穿出外口，在克氏针导引下拧入螺钉。⑧建议术中行 X 线透视检查，避免螺钉位置不良。

笔记

025　膝关节游离体1例

病历摘要

患者，女性，63岁。

[现病史]　患者6个月前行走时无明显诱因出现右膝关节绞锁，不能继续行走，不能屈伸膝关节，休息片刻后症状消失。而后间断出现右膝关节绞锁，轻微活动膝关节或休息后可解锁。1周前再次出现绞锁，轻度屈伸活动后解锁。频繁绞锁影响生活，遂来我院就诊。

[入院查体]　右膝无明显畸形，浮髌试验（－），髌骨摩擦感（＋），余阴性。膝关节屈伸活动范围：0°～130°，右膝X线检查示右膝关节游离体形成（图25-1）。

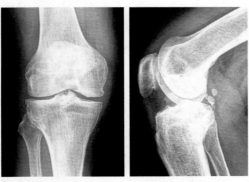

图25-1　右膝关节正侧位X线检查示髁间窝游离体及后关节囊游离体

[治疗与转归]　行右膝关节镜下游离体取出术，后方游离体经后内侧入路及后外侧入路取出（图25-2、图25-3）。术后症状完全消失，恢复正常活动（图25-4）。术后半年复查时，未再出现绞锁症状，膝关节活动自如。

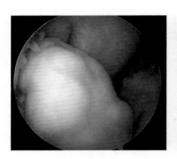 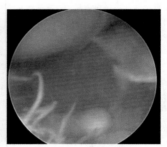

图 25-2　髁间窝游离体镜　　图 25-3　后关节囊游离体
　　　　　下观　　　　　　　　　　　　镜下观

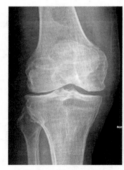 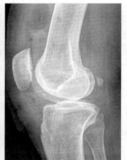

图 25-4　术后右膝关节正位、侧位 X 线检查示游离体已取出

病例分析

　　膝关节内游离体较多见，主要见于老年人。游离体可来源于剥脱性骨软骨炎的剥脱软骨、滑膜骨软骨瘤病、骨关节炎骨赘、关节面骨折、损伤的半月板等。根据来源不同，游离体可以为纤维蛋白性、纤维性或骨软骨性。游离体主要表现为膝关节在活动中突然出现绞锁，不能屈伸活动，活动时剧痛，有部分患者可因此摔倒。查体多无特殊阳性体征，骨关节炎患者可有髌骨摩擦感及膝周压痛等骨关节炎体征。处于绞锁期的患者膝关节疼痛，拒绝屈伸活动。部分患者可在关节内尤其是髌上囊部位触摸到可游

笔记

走的游离物。

　　游离体的诊断主要依靠 X 线检查，一般拍膝关节正侧位及髁间窝穿透位即可发现骨性游离体，大多位于髌上囊、髁间窝，也可位于胫股关节间隙、半月板下方及侧方间沟内。通过 MRI 检查，可以发现非骨性结构游离体。游离体一旦诊断明确，手术为唯一治疗方法。如果游离体一直存在且在关节腔内游走，有可能加重软骨磨损，加速骨关节炎的进展。目前一般采用关节镜下游离体取出术治疗，本例患者同样行膝关节镜下游离体取出术。

病例点评

　　（1）游离体多见于老年人，大多由骨关节炎骨赘脱落引起。如果在年轻患者中发现游离体，要注意是否合并其他膝关节疾病，如滑膜软骨瘤病、剥脱性骨软骨炎及髌骨脱位骨软骨骨折。如果游离体数量较多，要考虑滑膜软骨瘤病。

　　（2）术中观察游离体要仔细全面，除 X 线检查可观察到的游离体以外，可以同时清除有即将脱落可能的骨赘，以预防术后不久再出现新的游离体而导致症状复发。对于 X 线检查未显影的游离体，可对游离体常见的隐匿存在部位如半月板下方、侧方间沟、腘肌腱裂孔、腘肌腱窝、前交叉韧带前方等处，进行全面仔细的探查，以防遗漏。

　　（3）如果后关节囊游离体引起症状，可经髁间窝交叉韧带间达到后关节囊，因其大部分位于后交叉韧带后方，也可以加做后内侧及后外侧入路，仔细探查取出，要注意后方入路时避免损伤腓总神经。

026 复发性髌骨脱位 1 例

病历摘要

患者，男性，13 岁。

[现病史] 患者 4 个月前跳远过程中扭伤右膝，当时感疼痛剧烈，有髌骨脱出且复位感，不能行走。休息 1 周后好转，恢复日常活动。3 天前体育课跑步时再次扭伤右膝后摔倒，当时感疼痛剧烈，有髌骨脱出且复位感，不能行走。约 4 小时后右膝关节明显肿胀，次日仍未好转。遂来我院就诊。

[入院诊断] 右膝复发性髌骨脱位。

[入院查体] 右膝无明显畸形，浮髌试验（＋），髌骨恐惧试验（＋），髌骨倾斜试验（－），膝关节屈伸活动范围 0°～90°，Q 角 7°。右膝关节正位、侧位 X 线及 CT 检查示右膝关节髌骨半脱位（图 26-1、图 26-2）。

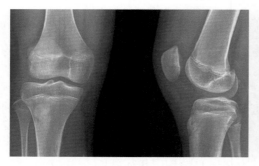
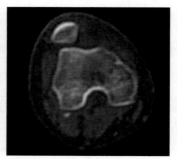

图 26-1 右膝关节正位、侧位 X 线　　图 26-2 右膝关节 CT

[治疗与转归] 行右膝关节镜下髌骨内侧支持带紧缩术（图 26-3）。取髌骨内侧切口，分离关节囊纤维层与滑膜层，髌

骨内侧缘中点及内上 1/3 处各拧入
PEEK 钉 1 枚，屈膝调整内侧支持带
张力，所带缝线将内侧支持带紧缩
缝合。分离股内侧肌止点并向髌骨
外下牵引，调整张力后将止点股内
侧肌斜头与髌骨内上缘软组织缝合。
再次探查髌骨轨迹恢复正常。术后

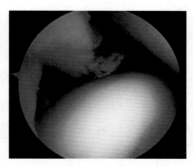

图 26-3　镜下见髌骨可推至股
骨外髁外侧

膝关节伸直位固定 1 周后开始屈膝锻炼，6 周时恢复正常活动范
围。术后 3 个月复查时，患者关节屈伸范围正常，膝关节活动自如，
日常生活恢复正常（图 26-4）。术后 6 个月时，开始进行非对抗
性体育活动，无不适感及不稳感。

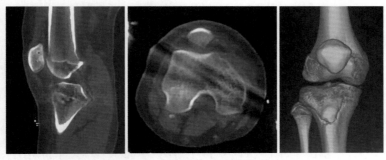

图 26-4　右膝关节术后行 CT 检查

📋 病例分析

　　髌骨脱位是青少年常见的膝关节损伤。髌骨稳定性依靠静力
稳定性（髌骨、股骨滑车、关节囊、髌股韧带、髌韧带）和动力
稳定性（股内侧肌斜头肌力）来维持。当外力作用导致平衡被打
破时，髌骨可向侧方偏移，引起髌骨脱位或半脱位。按脱位情况，
可分为复发性髌骨脱位、习惯性髌骨脱位、持久性髌骨脱位、持

久性髌骨外侧半脱位。本例患者在初次外力作用发生脱位后，再次发生外力下髌骨脱位，平素髌骨位置正常，属于复发性髌骨脱位。复发性髌骨脱位的患者大多有外伤史，有些患者可以明确地表述有髌骨一过性向外脱出而后自动复位的现象，但多数患者表达不明确，仅诉外伤后膝关节疼痛、肿胀，部分患者有骨软骨骨折，可能引起绞锁。复发性髌骨脱位诊断有一定困难，查体时应注意有无膝关节外翻畸形、有无胫骨旋转、观察髌骨活动轨迹。常用的查体方法有以下几种。

（1）髌骨倾斜试验：膝关节屈膝 20°时，髌骨可被动向外倾斜 15°，如不能倾斜或只能向内倾斜，表明外侧支持带过于紧张。

（2）髌骨外侧滑动试验：伸膝状态下，髌骨向外滑动不超过 1/2 髌骨横径，如超过此范围，说明内侧支持带松弛。

（3）髌骨恐惧试验：伸膝 20°～30°状态下，将髌骨向外推可呈半脱位，阳性患者会感疼痛并因恐惧再发脱位而阻止继续进行，说明可能有脱位史。Q 角的测量对此病有诊断价值。正常情况下男性为 8°～10°，女性为 10°～20°，大于此角度，说明股四头肌功能缺失，或膝外翻、胫骨内旋、胫骨结节偏外或股骨颈前倾。

常用的影像学检查为膝关节正位、侧位、轴位 X 线及 CT 检查。膝关节正侧位片可观察是否存在高位髌骨。轴位 X 线及 CT 检查可以显示髌股关节匹配性，测量髌股适合角、外侧髌股角、股骨髁间窝角、TT-TG 值等参数。

复发性髌骨脱位保守治疗者常再次复发，对症状轻者或有禁忌证者，可行加强股四头肌肌力练习等保守治疗。保守治疗无效者行手术治疗，手术治疗的方法很多，常用的有外侧支持带松解、内侧支持带紧缩、内侧髌股韧带重建、股内侧肌斜头止点移位、胫骨结节止点内移术。本例患者 Q 角正常，TT-TG 值正常，髌骨倾斜试验（−），我们采用内侧支持带紧缩联合股内侧肌止点前下移位术。

病例点评

（1）如果在采用适当保守治疗后，患者仍有髌骨脱位发生，应及早考虑手术治疗。否则患者可能因害怕患侧髌骨反复脱位而减少使用患膝，而且反复脱位可以使关节软骨退变加速，导致骨关节炎。

（2）髌骨脱位的手术治疗方式有一百多种。本例患者为青少年，本次就诊为髌骨脱位第 2 次发作，骨骺未闭，髌骨外倾试验（−），滑车沟发育尚可，TT-TG < 20 mm，Q 角 < 10°，考虑轻度内侧松弛，故选用内侧带紧缩联合股内侧肌斜头移位的近端重排的手术方式。

（3）胫骨骨骺闭合前，尽量不要采用胫骨结节移位的术式，有可能造成膝反屈。

（4）术后强调股四头肌肌力锻炼，可明显降低复发率。

027　复发性髌骨脱位合并骨软骨损伤 1 例

病历摘要

患者，男性，15 岁。

[现病史]　患者 1 年前跑步时扭伤左膝，当时有髌骨脱出及复位感，疼痛难忍，不能行走。休息 2 周后好转，恢复日常活动。9 个月及 7 个月前分别再次在跳远过程中扭伤左膝，有髌骨脱出及复位感。1 周前跑步时再次扭伤左膝后摔倒，疼痛剧烈，不能行走，休息至今无疼痛减轻，仍无法行走。遂来我院就诊。

[入院诊断]　左膝复发性髌骨脱位，左膝关节髌骨软骨骨折。

[入院查体]　左膝无明显畸形，浮髌试验（＋），髌骨恐惧试验（＋），膝关节屈伸活动范围 0°～60°，Q 角 8°。CT 检查示左膝关节髌骨半脱位，髌骨软骨骨折，左膝关节游离体（图 27-1）。

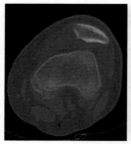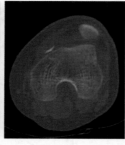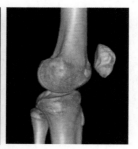

图 27-1　左膝关节 CT 及三维重建

[治疗与转归]　行左膝关节镜下髌骨内侧韧带重建、骨软骨骨折切开复位内固定术。术中发现髌骨内下方关节面骨软骨缺损，骨折块游离位于膝关节内侧沟内，取出测量大小约 1.5 cm × 1.0 cm × 0.7 cm（图 27-2），将其修整与缺损处相匹配，复位后以

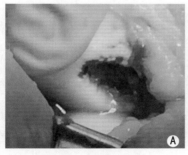
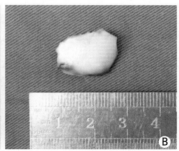

A：髌骨关节内下方关节面骨软骨缺损   B：骨软骨骨折块

图 27-2　术中

4 枚可吸收棒固定，固定物尾端以不高出关节面为宜（图 27-3）。同时取半腱肌腱为移植物，行双股髌骨内侧韧带重建。髌骨侧止点位于髌骨中上 1/3 及 1/2 处，股骨侧止点位于内收肌结节远端 1 cm、后 5 mm、股骨内髁上方，调整移植物张力合适后，分别以双固定锚钉及可吸收螺钉固定移植物。再次探查髌骨轨迹恢复正常。

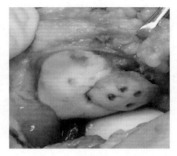

图 27-3　骨折块复位固定

术后 CT 检查示手术效果良好（图 27-4）。术后膝关节伸直位固定，加强股四头肌肌力锻炼，1 周后开始膝关节屈曲锻炼，至 3 周达到 90°，6 周时恢复正常活动范围。术后 3 个月复查时，膝关节活动自如，日常生活恢复正常。术后 6 个月时，开始进行慢跑等非对抗性体育活动，无不适感及不稳定感。

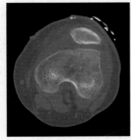
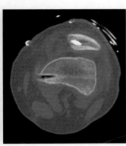
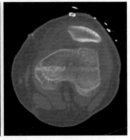

图 27-4　术后 CT 检查示骨软骨块复位良好，髌股内侧韧带重建锚钉及股骨骨道位置固定好

病例分析

髌骨向外脱位过程中，患者髌骨内下方关节面与股骨外髁撞击，在切线应力的作用下可发生髌骨关节面骨软骨骨折。骨折块可在关节腔形成游离体，也可能与髌骨内侧缘撕裂的软组织相连。X线及CT检查为主要诊断方法。CT检查可观察到X线检查未显示或模糊的骨折片影，并可确认其来源。对于此类损伤，治疗髌骨脱位的同时，需要处理髌骨软骨骨折。如骨折块直径 < 5 mm，无法固定或固定困难者，可通过关节镜取出。如骨折块较大且带有较多骨质，应进行复位固定，以恢复关节面的平整，延缓关节退变的发生。

本例患者多次发生髌骨脱位，首次发生髌骨软骨骨折。术前CT检查测量发现骨折块较大，故采用髌骨软骨骨折切开复位内固定术，由于多次脱位，髌骨内侧组织为慢性中重度损伤，故我们采用髌骨内侧韧带重建术。

病例点评

（1）髌骨骨软骨骨折在髌骨脱位中时有发生，部分病例X线检查难以显示骨软骨骨折块，CT检查为必要的检查手段，可以显示骨软骨骨折块，MRI检查可显示X线检查及CT检查无法显示的软骨骨折块。

（2）合并骨软骨骨折的髌骨脱位，初次脱位也需要手术治疗，以免加重关节软骨损伤。

（3）骨软骨骨折内固定物尽量选择可吸收材料，避免取出内固定物的二次手术，同时应注意避免内固定物超出关节面高度，避免加重关节面磨损。

第二节
肩关节

028　肩袖损伤 1 例

📋 病历摘要

患者，女性，51 岁。左肩疼痛活动逐渐受限 2 年，加重 2 月余。

[现病史]　患者 2 年前无诱因出现左肩疼痛，并有活动轻度受限，上肢提重物时疼痛明显，休息后可缓解，未就诊。后症状持续存在，并逐渐加重。入院前 2 个月开始出现睡眠时疼痛，伴活动受限加重。

[入院诊断]　左肩袖损伤合并冻结肩。

[入院查体]　主动前屈 50°，被动前屈 60°，主动外展 45°，被动外展 45°，外旋 30°，内旋 75°，落臂试验（＋），

笔记

Job's 试验（＋），Hug-up 试验（＋），内旋抗阻试验（＋），外旋抗阻试验（－）。影像学检查情况见图 28-1～图 28-3。

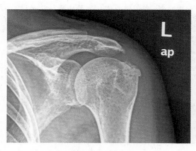

图 28-1　X 线检查示肱骨大结节及肩峰外侧缘骨赘形成，肩关节对位关系良好

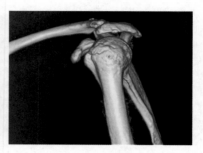

图 28-2　CT 三维重建示清楚看到大结节骨赘范围，Ⅱ型肩峰及肩峰外缘骨赘

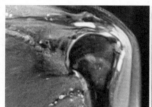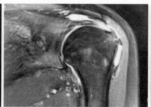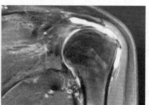

图 28-3　MRI 检查示冈上肌完全撕裂，Patte 分型达到 2 度，大结节外侧及肩峰外缘骨赘形成；肩峰下滑囊炎

[治疗与转归]　行左肩关节镜下骨赘切除、肩峰成形、肩袖修补手术（图 28-4）。

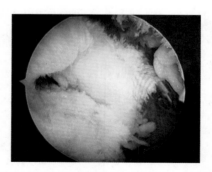

图 28-4　镜下见冈上肌腱不规则全层撕裂，大结节骨赘形成

病例分析

　　肩袖是一组肌肉的统称，包括4块肩关节上方的肌肉连接到肱骨头上的肌腱。通俗地说就是我们的肩膀上包绕在肱骨头周围的肌腱，这组肌腱共4根，宛若一个袖口的形状包裹在肱骨上，所以被形象地称为"肩袖"。其主要作用是负责肩关节旋内、旋外和上举活动。大多数肩袖撕裂是肌腱磨损的结果，随时间推移缓慢发生，所以肩袖损伤多见于中老年人。本病起病缓慢，早期症状不严重，休息和保守治疗后症状好转，但不能完全恢复，随着时间延长，由于肌腱是弹性组织，裂口越来越大，症状逐渐加重，这时往往需要手术治疗。肩袖损伤的主要临床表现是疼痛和力弱，受损肌腱功能受限，伴或不伴有冻结肩表现，而病程时间长者往往伴有冻结肩。一旦明确有肩袖撕裂，只能通过手术治疗，以往的切开手术创伤大，如果肩袖回缩达到Patte分型3度，切开手术是无法处理粘连和短缩的。现有的治疗手段是关节镜下修复，其解决了肩峰下间隙狭窄的问题，同时在放大视野下，可以有效地松解粘连，达到良好的修复；创伤小和手术安全性高是其优势所在。本例患者肩袖撕裂不规则，修补通过双排钉缝合，内排钉没有打结，外排钉可起到良好的压迫作用，而使肩袖组织很好地覆盖足印区，缝合平整。

病例点评

　　肩袖损伤的镜下治疗关键点有以下几方面。

　　（1）判断肩袖撕裂的原因。对于本例患者而言，肩袖损伤主

111

要是由肩峰和肱骨大结节退变骨赘形成撞击所致，所以肩峰成形和骨赘切除是必须完成的，否则缝合的肩袖组织会很快再次撕裂。

（2）判断撕裂口类型及张力变化。这是达到良好修补的前提，术中准确评估对肩袖组织条件及撕裂方向，才能决定布线位置及牵引方向。对于本例患者来说，不规则撕裂由于肩袖组织张力正常，组织条件良好，清理后认为是一个 L 型撕裂，肩袖组织能够完全覆盖足印区，所以常规布线，然后根据撕裂方向判断外排钉置入位置，将冈上肌腱于足印区压紧。

（3）采用新的布线及压线方式。肩袖缝合，如何达到平整避免出现皱褶是一个比较难解决的问题。以往的布线是先将双线缝合锚钉同一根缝线的两端依次过线，然后再下一根线的两端依次过线，在肩袖表面形成同一根缝线两端彼此相邻，即 A1A2B1B2 的排列方式。本例患者采取双线缝合锚钉 2 根线 4 个头两两交叉的布线模式，即 A1B1A2B2。这样的布线模式有几方面的好处，首先，同一根缝线缝合面积增大，使缝合肩袖表面张力变化更加平均，不容易起皱褶。其次，有利于外排钉压线。以往的外排钉压线是将一根缝线的两端分别固定于 2 个外排钉，在不打结的情况下，一旦一枚外排钉失效，整个缝合就全部失效。而采用间隔布线后，同一根缝线的两端就可以固定于同一枚外排钉，一枚外排钉失效不影响另一枚外排钉。最后，这样的布线，如果需要内排钉打结，更少造成缝线切割。本例患者采用上述技术获得了良好的缝合结果（图 28-5）。

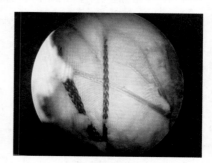

图 28-5　肩袖缝合后照片显示覆盖良好，表面平整

029　复发性肩关节脱位行关节囊修补术 1 例

病历摘要

患者，男性，16 岁。右肩复发性脱位 2 年。

[现病史]　患者 2 年前打篮球时首次发生右肩关节脱位，于当地医院复位后制动治疗，三角巾固定 3 周，然后开始功能锻炼。后打篮球时再次脱位，手法复位。复发后不再打篮球，但 2 年内共脱位 5 次，现在自诉不敢外展、外旋。

[入院诊断]　右肩复发性肩关节脱位。

[入院查体]　右肩部无明显畸形，无明显肌萎缩，前屈 180°，外展 150°，后伸 70°，内旋 45°，外旋 40°，恐惧试验（＋），Sulcus 试验（－），Beighton 评分 7 分，Job's 试验（－）。影像学检查见图 29-1 及图 29-2。

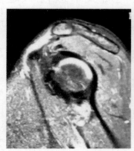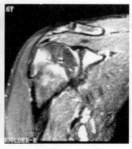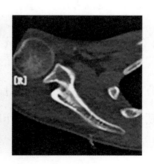

图 29-1　MRI 检查示盂肱下复合体完整，未见明显撕裂

图 29-2　CT 检查示肩胛盂完整，肱骨头侧有一浅的 Hill-sachs 损伤

[治疗与转归]　行右肩关节镜下前关节囊修补缝合术。术中可见前关节囊撕裂，裂口位于盂肱下韧带前方延伸至肱骨头；

笔记

盂唇没有损伤，盂肱下韧带完好（图 29-3）。手术方式是肱骨头 1 枚锚钉，盂缘 2 枚锚钉紧缩缝合关节囊，没有行 remplissage 术（图 29-4）。

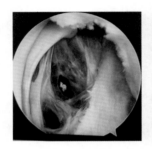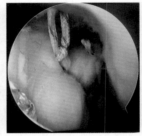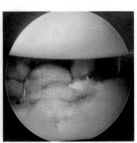

图 29-3　术中　　　　　　　图 29-4　手术方式

病例分析

肩关节是人体最常脱位的关节，占所有关节脱位的 50%，如果首次脱位后没有进行良好治疗，复发率可以达到 95%；即便经过良好治疗，也有 25% 的复发率。反复脱位可以造成严重关节内损伤，继发功能严重受限。所以，对于复发性肩关节脱位一定要及早治疗。本例患者反复脱位 5 次，虽然 MRI 检查示，没有明确的盂肱下复合体损伤和肩胛盂骨缺损，但查体符合，所以采取关节镜手术治疗。镜下检查盂肱下复合体完整，前关节囊沿盂肱下韧带前缘巨大撕裂，Hill-sachs 损伤是轨迹内（on-track）损伤。由于裂口延伸至肱骨头，故于肱骨头侧置入 1 枚缝合锚钉，修补头侧关节囊撕裂；然后于盂缘 3 点和 4 点钟方位置入 2 枚缝合锚钉，修补前侧关节囊撕裂。术中检查裂口缝合紧密，外展、外旋没有脱位。

📋 病例点评

本病例比较少见，术前影像检查未见明显损伤部位，但Beighton 评分 7 分，这就会给术者造成一定困惑：脱位是如何发生的？术中找不到损伤部位如何处理？通过镜检可以看到这是一个巨大前关节囊撕裂，延伸到肱骨头，同时也是盂肱下韧带肱骨止点撕脱损伤。该损伤常在 MRI 上没有明显征象，这时如果加上关节腔内造影就比较容易发现。本例患者治疗上关键是肱骨头侧的关节囊修补缝合，这里有两个难点，一个是置钉位置，一个是置钉角度。置钉位置要尽量在关节囊附着缘偏下，这时一般的5 点钟方位入路就比较困难，而且偏下就容易损伤腋神经。我们采取沿联合腱外侧通过探针找寻置钉位置和方向，而且入针位置不能低于肩胛下肌下缘，同时因视野限制，只能找到一个相对最好的置钉点。本病例可以提示我们，对于没有盂肱下复合体撕裂的复发性肩关节脱位，应当考虑盂肱下韧带肱骨止点撕脱损伤；肱骨头侧的置钉至关重要。

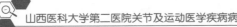
030 复发性肩关节脱位行 Lartarjet 手术 1 例

病历摘要

患者，男性，34 岁。复发性左肩关节脱位 10 余年。

[现病史] 患者 10 余年前外伤致左肩关节脱位，于当地医院手法复位，未予制动固定。后经常发生左肩关节脱位，容易复位，常可自己复位，复位后功能尚可。10 余年来脱位次数不清，后期打喷嚏时也可发生脱位。近期复位后患肩疼痛，不敢上举及提重物，遂来我院就诊。

[入院诊断] 左肩关节复发性脱位，左肩关节骨性关节炎。

[入院查体] 左肩无明显畸形，没有明显肌萎缩，前屈 150°，外展 110°，后伸 70°，内旋 45°，外旋 30°。Sulcus 试验（－），恐惧试验（＋），Beighton 评分 0 分。影像学检查情况见图 30-1、图 30-2。

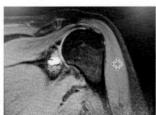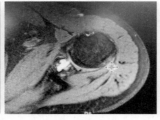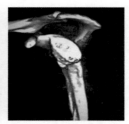

图 30-1 MRI 检查示左肩关节骨性关节炎，肩胛盂巨大囊肿形成

图 30-2 CT 三维重建示肩胛盂骨缺损＞20%，骨性关节炎改变，喙突短小

笔记

[治疗与转归]　手术方式：由于肩胛盂巨大骨囊肿形成，以及缺损＞20%，决定采用 Lartarjet（喙突转位）手术。由于患者喙突短小，术前予 3D 打印，实际测量喙突和肩胛盂大小，确定喙突截骨部位以及空心钉位置及长度。手术是开放下进行，术中采用超声骨刀，精确截骨，并有效保护周围组织。术后 CT 检查结果见图 30-3。

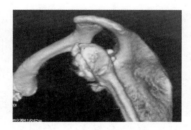

图 30-3　术后 CT 三维重建示骨块位置良好，内固定确实

病例分析

本例患者虽然年轻，但已有 10 余年的脱位史，次数不清，已有明确的骨性关节炎表现。由于有肩胛盂巨大骨囊肿，无法置钉，不能行盂唇修补，结合肩胛盂骨缺损＞20%，故 Lartarjet（喙突转位）手术就成了唯一选择。出于对骨囊肿和喙突短小的顾虑，必须首先解决如何切取合适长度的喙突以及如何置钉（方向和长度）等问题，确保转移骨块位置良好、固定牢靠。术前 3D 模型打印，对术前确定截骨位置及内固定位置、缩短手术时间、减少组织创伤具有非常重要的意义。对于这一类特殊患者，3D 打印是必需的。另外，由于喙突截骨位置较高，实际紧贴喙锁韧带，为了减少对喙锁韧带的损伤，以及减少骨量丢失，术中我们采用了超声骨刀，截骨线只有 1 mm 宽，在有效保护周围组织的同时，避免了喙突近端劈裂，手术安全性大大提高。出于对转移骨块溶解吸收的担心，我们认为转移骨块最好能长一些，本例患者喙突骨块达到 2 cm 以上，这样不仅增大了骨接触面积，有利于愈合；而且，2 枚空心钉间隔更大，避免骨块劈裂的同时，固定更加牢靠。

病例点评

从本例患者可以看出，长期复发性肩关节脱位可以造成严重的继发损伤，给后续治疗带来困难，因此一旦有复发脱位就应当采取手术治疗。本例患者的治疗难点在于肩胛盂巨大骨囊肿，囊肿形成主要是由于关节不稳定，反复脱位撞击造成的。它不仅影响安置缝合锚钉，而且对空心钉的安置提出了更高要求。关于囊肿是否应当处理，我们考虑，如果从关节面侧开窗处理囊肿，会造成关节面大量缺损；如果从肩胛盂前侧开窗，就有关节盂骨折和关节面塌陷的巨大风险，都会加重术后症状。所以，对骨囊肿不做处理。由于存在骨囊肿和喙突精确截骨这两个因素，本病例不适合做全镜下操作，开放手术更适合。超声骨刀应用减少了骨量丢失，同时也降低了手术风险，值得推广。所以，对于肩关节脱位患者，不能盲目追求镜下手术，切开手术在一些情况下不可替代。

笔记

031　冈上肌钙化性肌腱炎 1 例

病历摘要

患者，女性，51 岁。左肩关节疼痛伴活动受限 2 月余。

[现病史]　患者 2 个月前无诱因出现左肩疼痛，开始不剧烈，自己以为是肩周炎，未就医，自己贴膏药、锻炼治疗，未见效，疼痛逐渐加重，伴有逐渐抬胳膊困难。1 个多月前，就诊于当地医院，X 线检查示左肩钙化性肌腱炎，给予止痛、理疗及功能锻炼，效果不佳，逐渐夜不能眠。后为求治疗收治入院。

[入院诊断]　左肩冈上肌钙化性肌腱炎，左肩袖损伤，冻结肩。

[入院查体]　左肩无明显肿胀畸形，无明显肌萎缩，肱骨大结节压痛剧烈，左肩关节活动度严重受限，前屈 40°，外展 30°，后伸 30°，内旋 30°，外旋 30°，体侧位抗阻（＋），外旋抗阻（＋），Beighton 评分 4 分。影像学检查况情见图 31-1。

[治疗与转归]　行左肩关节镜检，病灶清除，肩峰成形，肩袖修补缝合术。术后 X 线表现见图 31-2。

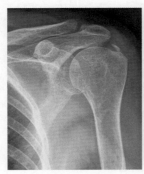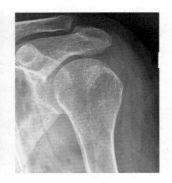

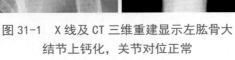

图 31-1　X 线及 CT 三维重建显示左肱骨大结节上钙化，关节对位正常

图 31-2　X 线示钙化灶消失，关节对位良好

119

病例分析

冈上肌钙化性肌腱炎是腱病的一种，大多可以保守治疗。保守治疗无效，可以手术治疗。手术方法就是病灶清除，本例患者术前主、被动活动均受限，麻醉后，被动活动良好，活动不良考虑疼痛刺激造成，不需要松解。钙化灶一般位于肌腱表层或中央，但也有一部分位于靠近腱腹联合的肌肉组织内。肌腱表层和肌肉组织内的钙化灶一般清除后不需缝合，而肌腱中央的钙化灶清除后会形成腱性缺损，往往需要缝合。本例患者钙化灶位于冈上肌腱中央，病灶清除后，遗留宽约 0.7 cm 裂口且分层，足印区骨质裸露，术中用 1 枚缝合锚钉侧侧缝合。钙化性肌腱炎的成因主要有过度劳损和反复摩擦撞击。术中患者肩峰下表面磨损，钙化灶表面肌腱磨损，考虑肩峰下撞击，于是行肩峰成形术。术后患者麻醉清醒后疼痛即刻缓解。

病例点评

钙化性肌腱炎是一类多发病，本病的治疗要点是在去除病因和病灶的同时保护和修复腱性组织。本例患者的可能病因是肩峰下撞击，所以一定要做肩峰成形。在病灶清除过程中如何保护腱性组织是一个难点，首先找到病灶，沿纤维走行劈开，钝性刮除病灶，避免损伤肌腱；然后判断腱性组织是否需要缝合。我们认为，对于肌腱分层、腱性组织退变严重、足印区骨质暴露，只要出现上述任何一种都应当缝合。由于肩袖损伤不大，缝合后也可以早期开始功能锻炼。